常见病预防训练掌中宝

骨质疏松症

主　编　刘克勤　郭玉兰

副主编　桑俊福

编　者（以姓氏笔画为序）：

丁　黎　牛云博　白雅君　刘广宇

吴会军　邵　冰　罗　君　赵　伟

郭　斌　曹志军

中国协和医科大学出版社

图书在版编目（CIP）数据

骨质疏松症／刘克勤，郭玉兰主编. —北京：中国协和医科大学出版社，2015.5

（常见病预防训练掌中宝）

ISBN 978-7-5679-0163-6

Ⅰ.①骨…　Ⅱ.①刘…②郭…　Ⅲ.①骨质疏松-预防（卫生）　Ⅳ.①R681

中国版本图书馆 CIP 数据核字（2014）第 206633 号

常见病预防训练掌中宝
骨质疏松症

主　　编：刘克勤　郭玉兰
责任编辑：吴桂梅

出版发行：**中国协和医科大学出版社**
　　　　　（北京东单三条九号　邮编100730　电话65260431）
网　　址：www. pumcp. com
经　　销：新华书店总店北京发行所
印　　刷：北京朝阳印刷厂有限责任公司

开　　本：710×1000　1/16 开
印　　张：10
字　　数：150 千字
版　　次：2015 年 6 月第 1 版
印　　次：2018 年 12 月第 4 次印刷
定　　价：23.00 元

ISBN 978-7-5679-0163-6

前　言

骨质疏松症是中老年人的常见病、多发病，位居中老年人五大疾病患病率之首，特别好发于绝经后妇女，严重地危害中老年人的健康。骨质疏松症可引起全身疼痛、驼背及骨折等问题，不仅使患者生活质量下降，丧失活动能力，甚至还会因为骨折而使死亡率升高。

1998年，世界卫生组织（WHO）将每年的10月20日定为国际骨质疏松日，2013年世界骨质疏松日主题为"postmenopausal women and their bone health（绝经后女性和她们的骨健康）"。目前，医学上还没有能安全有效地帮助已经发生骨质疏松的骨骼恢复原状的治疗方法。因此，骨质疏松症的早期预防、早期发现和治疗尤为重要。为更好服务于广大读者，进一步加强骨质疏松症的预防宣传工作，让全社会认识到骨质疏松症的普遍性和危害性，使广大患者能够早期发现，早期诊断，从而得到及时治疗，最大限度地减少骨质疏松对中老年人的危害，我们精心编写了本书。

本书通过读者自测的形式与读者互动，从专业角度阐述骨质疏松症及其相关知识。内容分为上篇、下篇两大部分。上篇为"骨质疏松症知识自测"，下篇为"预防训练"。其中"骨质疏松症知识自测"部分由"自测题"和"重点提示"组成。"自测题"可以使读者准确、快速地掌握骨质疏松症的相关知识，"对"就是"对"、"错"就是"错"，避免受到模棱两可的信息干扰。由于每道自测题都简洁明了，节约了读者大量的阅读时间；避免了长时间阅读的乏味，增加了可读性。"重点提示"是针对"自测题"做出的简要说明，方便读者更好地理解疾病相关知识。"预防训练"部分针对每个训练动作都有文字介绍及配图，读者按图练习就可以，训练方法操作简便，实用性非常强。只要能够长期坚持训练，就会有意想不到的收获。

本书适用于关注自身健康的人群，可作为骨质疏松症患者家庭治疗和自我调养康复的常备用书，也可供基层医护人员参考。

由于编写时间有限，难免有错漏之处，敬请广大读者谅解并提出宝贵的意见。

编　者
2015年1月

目 录

上　篇

骨质疏松症知识自测

一、骨质疏松症基本知识

自测题目	是	否
1. 骨是人体中极为重要的组织，承担着保护、支持、运动等重要功能。	□	□
2. 成人共有206块骨，根据分布和形态可以进行骨的分类。	□	□
3. 顶骨、胸骨、肋骨是短骨。	□	□
4. 腕部的腕骨和足后半部的跟骨是扁骨。	□	□
5. 骨组织细胞中，只有骨原细胞存在于骨组织内，其他细胞均位于骨组织的边缘。	□	□
6. 骨膜富含血管、神经，通过骨质的滋养孔分布于骨质和骨髓。	□	□
7. 骨膜的内层和骨内膜对骨的发生、生长、修复等具有重要意义。	□	□
8. 成人的红骨髓存在于骨松质和骨密质的网眼内。	□	□
9. 从组织水平来看，骨组织由于结构不同可分为骨密质、骨松质。	□	□
10. 骨松质符合以最少的原料发挥最大功效的构筑原则。	□	□
11. 骨松质结构中，骨小梁能承受较大的重量。	□	□
12. 脊椎的椎体主要由骨密质构成，终板与后突主要由骨松质构成。	□	□
13. 成骨细胞是由骨细胞分化而来的。	□	□
14. 成骨细胞是骨形成和骨骼发育、生长的主要细胞。	□	□
15. 在甲状旁腺激素较高水平时，骨细胞能使骨质溶解，在较高水平的降钙素作用下，它又可继发骨形成。	□	□
16. 破骨细胞是一种多核的大细胞，数量比成骨细胞多。	□	□
17. 从功能上讲，成骨细胞产生骨骼的胶原蛋白和多糖；骨细胞产生骨基质；破骨细胞重吸收骨，辅助维持骨矿物质的动态平衡。	□	□
18. 骨基质的有机成分中，胶原纤维主要由Ⅱ型胶原蛋白组成。	□	□
19. 骨基质的有机成分中，糖胺多糖包括硫酸软骨素、硫酸角质素和透明质酸等。	□	□

答案：

1. 是　2. 是　3. 否　4. 否　5. 否　6. 是　7. 是　8. 否　9. 是　10. 是
11. 是　12. 否　13. 否　14. 是　15. 是　16. 否　17. 是　18. 否　19. 是

重点提示：

◆ 顶骨、胸骨、肋骨等属于扁骨，呈板状，其主要构成体腔的壁，对体腔内的脏器起保护作用，同时还为肌肉附着提供宽阔的骨面，如肩胛骨和髋骨等。

◆ 短骨为形状各异的短柱状或立方形骨块。主要分布于承受压力而运动较轻微的部位，如腕部的腕骨和足后半部的跟骨等。

◆ 就细胞水平而言，骨组织有4种类型的细胞：可分裂增殖并分化为成骨细胞的骨原细胞；产生有机成分的成骨细胞；产生无机成分的骨细胞；作用于骨吸收的破骨细胞。其中，只有骨细胞存在于骨组织内，其他3种细胞均位于骨组织的边缘。

◆ 骨膜的内层和骨内膜有分化为成骨细胞和破骨细胞的能力，可以形成新骨质和破坏、改造已生成的骨质。所以骨膜对骨的发生、生长、修复等具有重要意义。

◆ 成人的红骨髓仅存于骨松质的网眼内。

◆ 骨松质是由薄骨板即骨小梁互相交织构成的立体网，呈海绵状，其质地疏松，但又具有轻便、坚固的性能，符合以最少的原料发挥最大功效的构筑原则。其中，骨小梁的排列与骨所承受的压力和张力的方向一致，因而能承受较大的重量。

◆ 脊椎的椎体主要由骨松质构成，终板与后突主要由骨密质构成。

◆ 成骨细胞的主要作用是合成骨基质、分泌和矿化生成的新骨，因此它是骨形成和骨骼发育、生长的主要细胞。此外，成骨细胞还能向基质中分泌骨钙蛋白。

◆ 破骨细胞主要分布在骨质表面，是一种多核的大细胞，数量比成骨细胞少。

◆ 骨基质的有机成分包括大量的胶原纤维（骨胶纤维）和少量无定形基质。有机成分的95%是胶原纤维，主要由Ⅰ型胶原蛋白组成；无定形基质的含量只占5%，呈凝胶状，化学成分为糖胺多糖和蛋白质的复合物。糖胺多糖包括硫酸软骨素、硫酸角质素和透明质酸等。

自测题目	是	否
20. 骨基质中的有机成分使骨坚硬挺实。	☐	☐
21. 钙是骨基质中最重要的化学成分。	☐	☐
22. 人体对血钙的敏感性很差。	☐	☐
23. 机体内钙的含量应该保持在一个正常水平，即所谓的钙平衡。	☐	☐
24. 1~4 岁儿童膳食中钙每日适宜摄入量为 800mg。	☐	☐
25. 14~18 岁青少年膳食中钙每日适宜摄入量为 800mg。	☐	☐
26. 妊娠中期妇女膳食中钙每日适宜摄入量为 1200mg。	☐	☐
27. 母乳喂养期妇女膳食中钙每日适宜摄入量为 1000mg。	☐	☐
28. 我国儿童每日摄入的钙越多越好。	☐	☐
29. 我国成年人或者儿童每日可以接受的最高钙摄入量为 2500mg。	☐	☐
30. 进入血浆的钙来源主要有 3 个方面：胃肠道吸收的钙；骨再吸收的钙；肾小管重吸收的钙。	☐	☐
31. 肾脏是调节血钙的重要器官，其调节主要通过肾小球的滤过和肾小管的重吸收完成。	☐	☐
32. 钙的生理功能主要通过骨钙、钙离子和钙结合蛋白等方式得以体现。	☐	☐
33. 补充足够的钙有利于调节神经传递功能。	☐	☐
34. 适当补充钙剂和维生素 D 对免疫功能低下的患者有帮助。	☐	☐
35. 在新生儿出生 5 日后，血钙下降，并达到最低水平。	☐	☐
36. 婴幼儿期即从出生后 28 天~6 岁（学龄前）这一阶段是一生中钙代谢最为旺盛的阶段。	☐	☐
37. 老年期这一阶段的主要特点是摄入的钙多于丢失的钙。	☐	☐

答案：

20. 否　21. 是　22. 否　23. 是　24. 否　25. 否　26. 否　27. 否　28. 否
29. 否　30. 是　31. 是　32. 是　33. 是　34. 是　35. 否　36. 是　37. 否

重点提示：

◆ 骨基质中的无机成分主要为钙盐，又称骨盐，约占骨组织的65%，主要为磷酸钙等。骨盐一旦与有机成分结合沉淀后，骨基质就会变得十分坚硬，以适应其支持功能。因此，骨基质中的无机成分使骨坚硬挺实。

◆ 钙约占骨骼的60%，是骨的主要成分，而且人体骨骼中仅有0.5%的钙是可以交换的。骨基质无机成分中的钙保证骨骼硬度和抗压能力。骨组织之所以质地坚硬，主要是因为其间所包含的大量钙盐。

◆ 正常情况下，血液中钙含量的正常范围很小，即血钙在很小的范围内才能维持正常的生理作用，稍高一点或略低一点都不行。故人体对血钙的敏感性很高。

◆ 中国居民不同年龄段膳食中钙每日适宜摄入量：0～0.5岁，400mg；0.5～1岁，400mg；1～4岁，600mg；4～7岁，800mg；7～11岁，800mg；11～14岁，1000mg；14～18岁，1000mg；18～50岁，800mg；50岁以上，1000mg。

◆ 中国妇女不同生理状态下膳食中钙每日适宜摄入量：妊娠中期1000mg；妊娠晚期1200mg；母乳喂养期1200mg。

◆ 钙过量对人体造成的主要损害是增加肾结石风险，同时还会干扰铁、锌、镁、磷等元素的吸收和利用。因此，我国成年人每日可以接受的最高钙摄入量为2000mg。这一标准也适用于儿童。

◆ 神经递质的释放受钙离子浓度控制。体内缺钙时，神经递质释放受到抑制，在儿童表现为夜惊、夜啼、烦躁、易激惹、失眠、多动、多汗等；在中老年人则表现为记忆力减退、情绪不稳定、易紧张、疲劳、腿抽筋等。因此，补充足够的钙有利于调节神经传递功能。

◆ 在新生儿出生1～2日，血钙下降，并达到最低水平，5日后通过激素分泌等调节机制恢复正常。

◆ 老年期即65岁以后的阶段。这阶段的主要特点是摄入的钙少于丢失的钙。

自测题目	是	否
38. 增加胃肠道酸性环境的因素会降低钙盐的吸收。	☐	☐
39. 食物中维生素 D_3 是影响肠道钙吸收的决定性因素。	☐	☐
40. 酪蛋白磷酸肽的主要作用是促进元素钙、镁吸收。	☐	☐
41. 食物中的钙磷最佳比例为 $2:1$，最少不可低于 $1:3$。	☐	☐
42. 若在钙的吸收过程中同时摄入过多碱性磷酸盐、草酸、鞣酸和植酸，则会影响肠道对钙的吸收。	☐	☐
43. 影响钙质吸收的激素主要为肾上腺皮质激素。	☐	☐
44. 过高的蛋白质食物会增加钙质的吸收。	☐	☐
45. 人体每天排出的钙中，约80%经过肾脏。	☐	☐
46. 从维持血钙处于正常水平的角度，钙的肾脏排泄最为重要。	☐	☐
47. 降钙素可减少肾小管对钙的重吸收，使尿钙增加。	☐	☐
48. 活性维生素 D 可增加近曲小管对钙、磷和钠的重吸收。	☐	☐
49. 长期大量服用糖皮质激素容易发生骨质疏松症。	☐	☐
50. 磷是人体必需宏量元素之一，绝大多数磷分布在骨骼和牙齿，其余分布在软组织和体液中。	☐	☐
51. 磷可促进骨基质的合成和骨矿物质的沉积。	☐	☐
52. 低磷抑制骨吸收，高磷促进骨吸收。	☐	☐
53. 磷酸盐缺乏可使婴幼儿患佝偻病和软骨病，磷过多会引起骨营养不良。	☐	☐
54. 人的消化道仅有小肠可通过扩散和主动运输来吸收食物中的磷。	☐	☐
55. 粮食中磷的吸收利用率很高。	☐	☐
56. 锌缺乏可引起绝经后骨质疏松症、佝偻病、软骨病等多种骨代谢相关疾病。	☐	☐
57. 人体缺镁时会出现生长停滞，在骨骼表现为骨发育不良、长骨变短、关节肿胀。	☐	☐

答案：

38. 否　39. 是　40. 是　41. 否　42. 是　43. 否　44. 否　45. 否　46. 是　47. 是
48. 是　49. 是　50. 是　51. 是　52. 否　53. 是　54. 是　55. 否　56. 否　57. 否

重点提示：

◆ 钙盐在酸性溶液中易于溶解，因此增加胃肠道酸性环境的因素可以促进钙盐的吸收，而碱性条件或降低胃肠道酸度会影响钙的吸收。

◆ 若在钙的吸收过程中同时摄入过多的碱性磷酸盐、草酸、鞣酸和植酸，钙则会与其形成难溶性钙盐，从而影响肠道对钙的吸收。食物中的钙磷最佳比例为 2：1，最少不可低于 1：2。

◆ 影响钙吸收的激素主要为钙调节激素。其次，雌激素、生长激素、肾上腺皮质激素也会影响钙的吸收。

◆ 过高的蛋白质食物可以抑制钙吸收。脂肪可与钙结合形成不溶性的钙皂。

◆ 钙的排泄主要有消化道、肾脏、汗液和乳汁 4 个途径。人体每天排出的钙中，约 80% 经过肠道，近 20% 经过肾脏。汗液中排出的钙相对较少。乳汁中钙的排出则在哺乳期这一特殊阶段发生。

◆ 糖皮质激素对成骨细胞和破骨细胞均有直接和间接作用。但是，过量的糖皮质激素可抑制骨形成，促进骨吸收，由此可导致骨量丢失。

◆ 磷可促进骨基质的合成和骨矿物质的沉积。低磷促进骨吸收，高磷抑制骨吸收。磷对骨细胞的影响表现在改变骨细胞对钙的摄入、骨细胞结构和功能等方面。磷酸盐缺乏可使婴幼儿患佝偻病和软骨病。磷过多可引起骨营养不良。

◆ 由于磷与蛋白质并存，故瘦肉、蛋类、奶类、动物内脏中磷含量均很高；海带、紫菜等海产品，花生，豆类，坚果，粗粮中磷含量也较多。但粮食中磷为植物磷，吸收利用率较低。

◆ 镁是骨骼生长的必需元素，骨矿化期骨镁含量随年龄增长而改变，镁能明显延迟羟基磷灰石和氟磷灰石的沉淀速率。镁缺乏可引起绝经后骨质疏松症、佝偻病、软骨病等多种骨代谢相关疾病。

◆ 锌属于人体所需微量元素，人体缺锌时会出现生长停滞，在骨骼表现为骨发育不良、长骨变短、关节肿胀。

自测题目	是	否
58. 回肠是锌的最佳吸收部位。	☐	☐
59. 锌的来源以动物性食物为主，以家禽中含量最高。	☐	☐
60. 大量的氟有助于钙、磷的利用和钙、磷在骨骼的沉积。	☐	☐
61. 锰可促进骨骼发育，主要促进软骨的有机合成。	☐	☐
62. 甲状旁腺激素抑制骨吸收，降钙素促进骨吸收，而维生素 D 活性代谢产物具有双向调节作用。	☐	☐
63. 内源性维生素 D 的形成反应取决于阳光的控制。	☐	☐
64. 维生素 D 对钙与骨代谢的调节主要是通过其活性代谢产物对各个靶器官产生生理效应而实现的。	☐	☐
65. 活性维生素 D 作用于骨骼的重要靶器官是骨细胞。	☐	☐
66. 活性维生素 D 可以通过受体抑制肿瘤细胞的生长或诱导肿瘤细胞的分化。	☐	☐
67. 维生素 D 缺乏可引起胰岛素分泌紊乱。	☐	☐
68. 维生素 D 缺乏是低峰值骨量及骨量或丢失或增加的重要发病机制。	☐	☐
69. 甲状旁腺激素是体内维持血钙浓度处于正常范围的重要调节激素，其主要通过调节骨、肾脏、肠道 3 个靶器官的钙转运功能来实现这一作用。	☐	☐
70. 甲状旁腺激素对骨的作用主要是促进骨的吸收，这一作用是由甲状旁腺激素对成骨细胞的综合作用所引发的。	☐	☐
71. 在哺乳类动物，血浆中钙离子浓度是降钙素分泌的主要生理性调节剂。	☐	☐
72. 降钙素抑制破骨细胞的骨重吸收生物学效应是通过降钙素受体调节的。	☐	☐
73. 降钙素对骨的作用依赖甲状旁腺激素和维生素 D 的存在。	☐	☐
74. 在人类，降钙素对尿磷排泄增加的作用要晚于对血钙降低的作用。	☐	☐
75. 降钙素对中枢神经系统具有镇痛作用。	☐	☐

答案:

| 58. 否 | 59. 否 | 60. 否 | 61. 是 | 62. 否 | 63. 否 | 64. 是 | 65. 否 | 66. 是 |
| 67. 是 | 68. 否 | 69. 是 | 70. 否 | 71. 是 | 72. 是 | 73. 否 | 74. 否 | 75. 是 |

重点提示:

◆ 十二指肠是锌的最佳吸收部位,空肠与回肠次之。锌的来源以动物性食物为主,如肉类、家禽等,但以海产品中含量最高。

◆ 氟对骨组织形成有很大作用,适量的氟有助于钙、磷的利用和钙、磷在骨骼的沉积。氟化物水溶性较高,人一般可从日常饮水或食物中得到氟,但高氟对人有害。此外,高脂膳食可增强氟的毒性。

◆ 甲状旁腺激素、维生素 D 活性产物和降钙素等三大重要激素在骨重建和钙代谢过程中起着举足轻重的作用。甲状旁腺激素促进骨吸收,降钙素抑制骨吸收,而维生素 D 活性代谢产物具有双向调节作用。三者之间相互协调,维持血钙平衡,保证骨代谢的正常进行。

◆ 内源性维生素 D 的形成是通过皮肤中的维生素 D_3 原(7-脱氢胆固醇)吸收阳光中高能量光子,生成热力学上不稳定的前维生素 D_3,然后自发地形成较为稳定的维生素 D_3。这一自发反应不取决于阳光,而是受皮肤温度控制。

◆ 活性维生素 D 作用于骨骼的重要靶器官是成骨细胞。成骨细胞合成的骨基质和蛋白质对骨的矿化、功能和代谢十分重要,尤其对增加骨量有很大作用。

◆ 活性维生素 D 具有维持胰腺细胞的生物功能的作用,如胰岛细胞的胰岛素分泌等。维生素 D 缺乏可引起胰岛素分泌紊乱。

◆与维生素 D 有关的骨质疏松症的发病机制可以分为维生素 D 缺乏、维生素 D 受体缺陷等。维生素 D 受体基因缺陷是低峰值骨量及骨量丢失或增加的重要发病机制。

◆ 甲状旁腺激素对骨的作用主要是促进骨的吸收,这一作用是甲状旁腺激素对破骨细胞的综合作用所引发的。甲状旁腺激素对破骨细胞最终的作用结果是破骨细胞数量增多,活性增强,从而促进骨吸收和溶解,使骨钙释放入血,提高血钙水平。

◆ 降钙素对骨的作用主要是通过抑制破骨细胞的活性和数量,直接抑制骨吸收,同时也可调节成骨细胞的活性而促进骨形成。降钙素抑制破骨细胞的骨重吸收生物学效应是通过降钙素受体调节的。破骨细胞表面有大量表达的降钙素受体。降钙素一方面使骨钙释放减少;另一方面又使骨从血浆中摄取钙,以增加骨形成,从而使血钙浓度降低。降钙素这种直接抑制骨吸收的作用并不依赖甲状旁腺激素和维生素 D 的存在。

自测题目	是	否
76. 雌激素的主要分泌场所是卵巢的颗粒细胞、胎盘。	☐	☐
77. 血中雌激素主要以雌二醇和雌酮的形式存在，并随女性生理周期明显波动。发挥生物活性的主要是雌酮。	☐	☐
78. 雌激素主要在肝脏代谢。	☐	☐
79. 雌激素的生理作用中，非性器官作用方面的一个重要作用为刺激破骨细胞活性，防止骨质疏松形成。	☐	☐
80. 雌二醇对成骨细胞的增殖有明显促进作用，同时还促进胶原合成。	☐	☐
81. 雌二醇可直接调节破骨细胞的基因表达。	☐	☐
82. 雌激素可通过骨细胞分泌的局部因子调节成骨细胞。	☐	☐
83. 雌激素可使甲状旁腺激素对骨敏感性提高，从而增强骨吸收。	☐	☐
84. 雌激素能够促进活化维生素 D 的合成。	☐	☐
85. 睾酮缺乏是男性骨质疏松症的重要原因之一。	☐	☐
86. 在骨骼生长方面，雄激素通过在成骨细胞膜的雄激素受体发挥作用，刺激成骨细胞的活动能力，以生成更多的新骨。	☐	☐
87. 骨也存在新骨替代旧骨的新陈代谢活动。	☐	☐
88. 人的骨骼会随年龄发生变化。	☐	☐
89. 骨骼停止生长后，骨骼的强度和钙量也会同时停止增长。	☐	☐
90. 成骨细胞在增龄衰老过程中主要表现为数量减少和合成分泌功能降低，并自此成为骨形成衰退的主要原因。	☐	☐
91. 女性随着年龄增长，骨量减少的速度会越慢，因此骨量减少的数量也小。	☐	☐
92. 女性骨量快速减少的时段为绝经前的 7~10 年。	☐	☐
93. 女性绝经后骨量会减少。	☐	☐
94. 峰值骨量的多少主要是由遗传因素、营养状况、运动、日照及其他生活习惯等多方面所决定。	☐	☐

答案:

76. 否 77. 否 78. 是 79. 否 80. 是 81. 是 82. 否 83. 否 84. 是 85. 是
86. 是 87. 是 88. 是 89. 否 90. 是 91. 否 92. 否 93. 是 94. 是

重点提示:

◆ 雌激素的主要分泌场所是卵巢中成熟的卵泡和黄体。此外,体内还有很多部位都可以合成雌激素,如卵巢的颗粒细胞、胎盘、脂肪组织等。

◆ 雌激素分泌入血,血中雌激素主要以雌二醇和雌酮的形式存在,并随女性生理周期明显波动。发挥生物活性的主要是雌二醇。雌激素主要在肝脏代谢,肾脏将最终代谢产物排出体外。

◆ 雌激素的生理作用十分广泛,主要分为性器官作用和非性器官作用两大方面。其中,非性器官作用方面的一个重要作用为刺激成骨细胞活性,防止骨质疏松形成。

◆ 成骨细胞通过自分泌和旁分泌多种局部生长因子进行自调节。雌激素可通过对这些因子作用而调节骨细胞。

◆ 雌激素能加强降钙素的分泌;可使甲状旁腺激素对骨敏感性降低,从而抑制骨吸收;还能够促进活化维生素 D 的合成。

◆ 男性骨密度与血中睾酮(又称睾丸酮)水平关系密切,睾酮缺乏是男性骨质疏松症的重要原因之一。体内雄激素水平下降可引起骨吸收增多,骨形成减少,骨代谢处于负平衡状态,从而导致骨密度降低。

◆ 骨骼停止生长后,骨骼的强度和钙量仍会不断增加,直到 35 岁左右才停止。

◆ 女性随着年龄增长骨量减少的速度会越快,因此骨量减少的数量也大。到了 80 岁,女性骨小梁的骨量减少可超过 40%,而男性仅为 13%。

◆ 女性骨量快速减少的时段为绝经后的 7~10 年,主要原因为雌激素的减少。

◆ 当女性进入绝经期,卵巢功能减退,雌激素和孕激素分泌减少,而雌激素的功能之一就是保持正常的骨重建速度。当绝经后雌激素水平降低至一定的程度,骨吸收速度大于骨形成速度,由此导致骨量丢失。

自测题目	是	否
95. 骨重建是由骨重建单位来完成的，一次典型的骨重建包括起始、活化、吸收、形成和矿化5个时期。	□	□
96. 骨骼的细胞中，骨细胞主要存在于骨表面，成骨细胞和破骨细胞及衬里细胞被包埋于骨基质中，在骨转换中起重要的作用。	□	□
97. 骨骼的细胞中，破骨细胞是主管骨吸收的细胞，由巨噬细胞融合形成。	□	□
98. 生长激素对骨吸收具有直接的作用，对骨形成有中度的直接刺激作用。	□	□
99. 人的一生中骨骼始终进行着新陈代谢。	□	□
100. 绝经后妇女的主要疾病和死亡原因是心血管疾病和骨质疏松症。	□	□
101. 绝经后骨质疏松症除了椎体骨折和前臂骨折外，还容易有股骨上端部位的骨折。	□	□
102. 老年性骨质疏松症主要以椎体和前臂骨折为多见。	□	□
103. 骨质疏松症可发生于任何年龄，骨质增生症则常发生于中老年人及有特殊疾病的人群。	□	□
104. 饮酒者每天乙醇摄入量以11~29ml为宜，高于30ml为过量，有害健康。	□	□
105. 骨质疏松症和局部的骨质增生症一般是并存的。	□	□
106. 骨质疏松症发生时，骨小梁数目减少、体积变小，骨皮质变薄，骨髓腔明显扩大、变空。	□	□
107. 绝经后骨质疏松症的治疗机制：主要通过调节下丘脑-垂体-卵巢轴的功能，提高绝经后妇女体内雌激素水平。	□	□
108. 失用性骨质疏松症以四肢骨和髋骨较为明显，对中轴骨影响较小。	□	□
109. 男性骨质疏松后脊椎骨折的发生率高于髋部骨折和腕部骨折。	□	□
110. 缺钙和骨质疏松是一回事。	□	□
111. 骨质疏松症会引发肺部和胃肠道疾病。	□	□

答案:

 95. 是　96. 否　97. 是　98. 否　99. 是　100. 是　101. 否　102. 否　103. 否
104. 是　105. 是　106. 是　107. 是　108. 是　109. 否　110. 否　111. 是

重点提示:

◆ 骨骼中主要存在以下 4 种细胞:骨细胞、破骨细胞、成骨细胞和衬里细胞。骨细胞被包埋于骨基质中,成骨细胞和破骨细胞及衬里细胞主要存在于骨表面,在骨转换中起重要的作用。

◆ 生长激素对骨吸收没有直接的作用,对骨形成有中度的直接刺激作用。它通过胰岛素样生长因子Ⅰ(IGF-Ⅰ)这一局部因子调节骨形成,对维持正常骨量是必需的。

◆ 绝经后骨质疏松症的发病因素主要是雌激素缺乏,骨吸收和破坏有所增加,主要受影响的是骨松质,因此以椎体骨折和前臂骨折为多见。老年性骨质疏松症的主要发病因素除随着年龄增加性激素减少外,还有肾功能生理性减退,骨皮质和骨松质两者都受影响,因此除了椎体和前臂骨折外,还容易有股骨上端部位的骨折。

◆ 骨质增生症可发生于任何年龄,骨质疏松症则常发生于中老年人及有特殊疾病的人群。

◆ 骨质疏松症和局部的骨质增生症一般是并存的,这是因为无论是骨质增生症还是骨质疏松症,都是由骨骼中有机物质和矿物质的含量比例失调引起的,而这种失调又与体内钙缺乏有关。

◆ 男性骨质疏松后髋部骨折的发生率高于脊椎骨折和腕部骨折,包括股骨颈骨折和股骨粗隆间骨折。

◆ 缺钙和骨质疏松不完全是一回事。缺钙可以是骨软化也可以是骨质疏松,如果小孩缺钙更主要的是导致软骨病,由于骨头强度不够会出现罗圈腿等骨头变形,中老年以后往往是导致骨头变脆,抗骨折能力下降,这样就是骨质疏松症。

◆ 骨质疏松症可使椎体畸形,腹部受压,从而引发胃肠道疾病;骨质疏松症还可使脊柱骨脆弱,导致患者卧床不起,从而引发肺部感染。

二、骨质疏松症的原因

自测题目	是	否
1. 雄激素水平的下降是导致男性骨质疏松症的重要病因。	☐	☐
2. 在男性继发性骨质疏松症中，糖皮质激素过量多见。	☐	☐
3. 甲状旁腺功能亢进患者不易患骨质疏松症。	☐	☐
4. 长期卧床患者易患骨质疏松症。	☐	☐
5. 减肥不当会导致骨质疏松。	☐	☐
6. 营养不良会引起骨质疏松症。	☐	☐
7. 年轻时饱食可致中老年时骨质疏松。	☐	☐
8. 吸烟不会引起骨质疏松症。	☐	☐
9. 高盐饮食是导致骨质疏松的高危险因素。	☐	☐
10. 酗酒导致骨密度降低，使成骨细胞功能和骨生长因子受抑制，睾酮水平下降，易导致骨质疏松症和骨折。	☐	☐
11. 皮质醇引起的骨质疏松症好发的部位为脊柱、骨盆和股骨颈。	☐	☐
12. 接受每日剂量 1000 国际单位肝素治疗并持续 4 个月以上时，容易发生骨质疏松症。	☐	☐
13. 可乐喝多了会导致骨质疏松。	☐	☐
14. 过量饮用咖啡即使饮食中摄入的钙量丰富，也易引起骨质疏松。	☐	☐
15. 长期从事接触铝、铅、镉等一些毒性物质的工作人员，可加重骨质疏松症。	☐	☐
16. 健康成人摄入磷超过 1g 时，磷会与钙离子形成不溶性磷酸钙，阻碍钙离子在肠道的吸收。	☐	☐
17. 椎体的骨峰值出现较早，髋部的骨峰值出现较晚。	☐	☐

答案：

1. 是　2. 否　3. 否　4. 是　5. 是　6. 是　7. 是　8. 否　9. 是
10. 是　11. 是　12. 否　13. 是　14. 否　15. 是　16. 是　17. 否

重点提示：

◆ 在继发性骨质疏松症中，男女病因差别：男性继发性骨质疏松症中，性腺功能减退较为常见，女性继发性骨质疏松症中，糖皮质激素过量多见。

◆ 甲状旁腺功能亢进患者的甲状旁腺所分泌的甲状旁腺激素增多，促进体内破骨细胞活性增加，使骨钙溶解，从而造成骨量减少。也就是说，甲状旁腺功能亢进，则血钙含量过分增高，骨骼过分失钙，导致骨质疏松。

◆ 长期卧床使双下肢、躯干骨处于完全不负重状态，四肢及躯干运动量明显减少，肌肉收缩量减少，对骨的刺激减少，使骨骼处于无负荷、无应力状态，骨量就会减少，继而发生骨质疏松症。

◆ 体重短期下降过快会影响骨密度，导致骨质疏松。许多减肥药有抑制肠道吸收的功能，加上体脂含量过少，容易引起内分泌紊乱，雌激素水平下降，很容易导致骨质疏松症。

◆ 营养不良导致的骨质疏松症是由于先天或后天营养不良，导致骨营养减少，骨代谢障碍，骨量减少，出现骨质疏松症。营养素中的钙、磷、蛋白质是构成骨骼的主要物质，体内钙、磷缺乏，蛋白质含量少以及钙、磷比例失调是造成骨质疏松症的主要原因。

◆ 如果年轻时经常吃得过饱，那么，中年以后体内甲状旁腺激素含量会明显增加，骨质脱钙现象就会日趋严重，患骨质疏松症的机会就会明显增加。

◆ 烟草中含有一种能使体内雌激素水平降低的物质，它可使雌激素产生减少，降解加速。吸烟的妇女体形较瘦而且易早绝经，因此吸烟是骨质疏松症的危险因素。长时间吸烟可促进骨质疏松症的发生。

◆ 高盐饮食是导致骨质疏松症的高危险因素，因为钠排出的同时钙排出也会增加，从而导致钙丢失。

◆ 接受大剂量肝素治疗（每日剂量超过 1500 国际单位）并持续 4 个月以上时，容易发生骨质疏松症。而每日剂量为 1000 国际单位者很少出现骨质疏松症症状。

◆ 喝咖啡过多虽然可能引起骨质疏松，但如果饮食中摄入的钙量丰富，就不易引起骨质疏松，体内补充的钙量不足时则易引起。

◆ 骨峰值就是人一生中所获得的最大骨量，一般都出现在 20~40 岁之间，髋部的骨峰值出现较早，椎体的骨峰值出现较晚，后者多在 30~40 岁之间。

自测题目	是	否
18. 骨质疏松症有强烈的家族倾向性。	☐	☐
19. 可能与骨质疏松症有关的部分遗传因素已能够进行初步检测。	☐	☐
20. 不同人群骨质疏松症相关的遗传因素存在很大差异。	☐	☐
21. 如果能找到骨质疏松症的致病基因，并针对其采取有效的基因治疗，就可以从根本上治疗骨质疏松症。	☐	☐
22. 目前国内已经开展了骨质疏松症的遗传学检测。	☐	☐
23. 男性比女性容易患骨质疏松症。	☐	☐
24. 黑人比白种人更易患骨质疏松症。	☐	☐
25. 过量摄入咖啡因易患骨质疏松症。	☐	☐
26. 糖尿病患者易患骨质疏松症。	☐	☐
27. 早绝经妇女患心血管病、骨质疏松症等的风险高于自然绝经妇女。	☐	☐
28. 个体瘦小的女性不易得骨质疏松症。	☐	☐
29. 缺少运动易患骨质疏松症。	☐	☐

答案：

18.是　19.是　20.是　21.否　22.否　23.否　24.否　25.是　26.是　27.是　28.否　29.是

重点提示：

◆ 骨质疏松症有强烈的家族倾向性。有骨质疏松症家族史的妇女患骨质疏松症的概率明显高于无骨质疏松症家族史的妇女，而且发病年龄早、病情重。

◆ 人类的 23 对染色体上存在大量的遗传信息，遗传信息的转录、翻译、翻译后修饰等一系列过程均十分复杂，目前要针对骨质疏松症的遗传因素进行治疗尚不可能，遗传因素还不能有效地予以纠正。

◆ 由于骨质疏松症相关遗传因素相当复杂，不同人群遗传背景不同，同一遗传因素对不同人群的影响可能不一致，因此，目前骨质疏松症的遗传机制尚不明了。另外，不同遗传因素检测手段不同，需要一定的实验室条件与分子生物学技术，因此骨质疏松症的遗传学检测，国内目前尚处于研究阶段，未常规开展。

◆ 女性的骨峰值比男性低，且女性绝经时雌激素突然明显地下降，随后骨量会快速的丢失，而男性进入老年时期，性激素-睾酮的分泌逐渐减少，骨量丢失发生较晚且缓慢。所以女性较男性容易患骨质疏松症。

◆ 白种人妇女易患骨质疏松症，其次为黄种人，而黑人的骨量较白人和亚洲人高 10% 左右，骨质疏松症的发生率较低。

◆ 咖啡、茶、可乐等饮料中含有咖啡因，过量摄入，有轻度的利尿作用，饮用后会增加尿量，随之增加尿钙的排出，粪钙的排出也增多，过量摄入者易患骨质疏松症。

◆ 糖尿病患者由于体内胰岛素分泌绝对不足或相对不足及靶细胞对胰岛素敏感性减低，伴随着糖代谢障碍存在的蛋白质、脂肪代谢障碍，可使骨的生成及骨对营养物质的吸收失调，成骨细胞活性减弱，而破骨细胞活性相对增强，从而引起骨代谢紊乱，即出现骨质疏松。

◆ 妇女的胖瘦主要是脂肪组织的含量的不同，脂肪组织内有睾酮，它通过芳香化作用转化为雌激素。体型肥胖的女性脂肪组织多，雌激素水平较高，瘦小的女性脂肪组织少，雌激素水平较低，因此，瘦小的女性容易患骨质疏松症。

◆ 适量运动，尤其是负重运动，可以增加骨峰值和减少及延缓骨量丢失。因为，运动产生高水平机械力直接作用于骨，可促进骨形成和增加骨强度；另外，运动可使肌肉发达，肌肉对骨组织也有机械力的作用，肌肉发达则骨骼粗壮、骨密度高，而且还能有效地保护骨骼免于骨折。因此，缺少运动者易患骨质疏松症。

三、骨质疏松症的临床表现

自测题目	是	否
1. 身高缩减和驼背是中老年骨质疏松症的重要临床表现。	□	□
2. 特发性骨质疏松症的主要临床表现是不明原因的腰背部、髋部、足部疼痛及骨折。	□	□
3. 骨质疏松症患者常常有椎体的压痛，多见于胸段、腰段椎体、髋关节外侧及胸廓，压痛部位常伴有叩击痛。	□	□
4. 骨痛是骨质疏松症最为常见的症状之一，最常见的部位是腰背部、髋部及双上肢。	□	□
5. 骨质疏松症患者长时间坐、立、行骨痛减轻，夜间休息时疼痛加重。	□	□
6. 如果骨质疏松症患者出现腰背部突发性锐痛、脊柱后突、躯干坐、立、翻身等活动受限及脊柱局部明显叩击痛，常提示脊柱某部位可能发生了压缩性骨折，需要立即平卧休息，并到医院做进一步诊断及治疗。	□	□
7. 绝经后妇女，腰背部、髋部、膝部等处的骨痛最常见。	□	□
8. 恶性肿瘤的骨痛部位常常固定于肿瘤浸润或转移部位，疼痛进行性加重，难以控制。	□	□
9. 骨质疏松症患者多伴有贫血、消瘦、脊髓或神经根压迫症状。	□	□
10. 原发性甲状旁腺功能亢进影像学检查可见全身多部位骨质疏松、骨膜下吸收、骨骼畸形及纤维囊性骨炎等表现。	□	□
11. 骨质疏松症骨关节疼痛的同时常伴有关节肿胀变形，并且有皮疹、脱发、口腔溃疡等其他表现，化验检查可提示血沉增快、多项免疫指标异常，免疫抑制剂治疗有一定疗效。	□	□
12. 骨质疏松症疼痛特点多为局限性腰背疼痛，腰背疼痛可伴有四肢放射痛、腰背麻木感等，休息或持续脊柱固定2~3周后，疼痛可减轻。	□	□
13. 髋骨骨折是骨质疏松症骨折中最常见的，好发于绝经后妇女，约有20%~50%的患者无明显症状。	□	□
14. 桡骨远端骨折也是一种比较常见的骨折，男性多于女性。	□	□

答案：

1. 是 2. 是 3. 是 4. 否 5. 否 6. 是 7. 是 8. 是 9. 否
10. 是 11. 否 12. 否 13. 否 14. 否

重点提示：

◆ 身高缩减和驼背是中老年骨质疏松症的重要临床表现。正常情况每人24节椎体，每个椎体高度约2cm，中老年性骨质疏松症患者每个椎体缩短2mm，身高平均缩短3~6cm。

◆ 骨痛是骨质疏松症最为常见的症状之一，发生率高达80%，最常见的部位是腰背部、髋部及双下肢。患者由安静状态转变为活动状态时，往往会出现明显的疼痛，长时间坐、立、行骨痛会加重，卧床及夜间休息时疼痛可减轻。

◆ 骨折时有骨痛，骨组织损伤、磨损时，也会出现骨痛，由于承担重量的骨骼较非承重骨骼代谢活跃，磨损机会多，因此绝经后妇女承重骨的骨量丢失最明显，骨痛也最常见，如腰背部、髋部、膝部等疼痛。

◆ 恶性肿瘤骨转移时肿瘤细胞可以转移至骨骼，可直接浸润破坏骨组织，还可以分泌甲状旁腺激素相关肽等激素，加快骨溶解。骨质破坏、骨膜受累、骨组织血运异常均可导致骨痛。恶性肿瘤的骨痛部位常常固定于肿瘤浸润或转移部位，疼痛进行性加重，难以控制。患者多伴有贫血、消瘦、脊髓或神经根压迫症状以及原发肿瘤的症状，其预后较差。

◆ 许多免疫性疾病也可以有骨关节疼痛，如类风湿性关节炎、红斑狼疮、干燥综合征等。免疫性疾病多见于年轻女性，患者骨关节疼痛的同时常伴有关节肿胀变形，并且有皮疹、脱发、口腔溃疡等其他表现，化验检查提示血沉增快、多项免疫指标异常，免疫抑制剂治疗有一定疗效。

◆ 骨质疏松症疼痛特点多为局限性腰背疼痛，休息或持续脊柱固定2~3周后，疼痛可减轻。少数患者腰背疼痛可伴有四肢放射痛、腰背麻木感等。

◆ 脊椎压缩性骨折是骨质疏松症骨折中最常见的，好发于绝经后妇女，多发生于第11胸椎、第12胸椎、第1腰椎、第2腰椎椎体，约有20%~50%的患者无明显症状。髋骨骨折多见于股骨颈骨折、股骨粗隆间骨折，多发生于中老年人，是病情最重、治疗最难、愈合最差的骨折，有10%~20%髋骨骨折患者在骨折后1年内死亡。桡骨远端骨折多发生于骨皮质与骨松质交界处，大多是患者因不慎滑倒，手掌撑地引起，也是一种比较常见的骨折，50~65岁之间发病率较高，女性多于男性。

自测题目	是	否
15. 骨质疏松症患者胸椎、腰椎压缩性骨折后，可引起呼吸功能下降。	□	□
16. 绝经后骨质疏松症患者脊椎骨折及腕部骨折的发生逐渐增多。	□	□
17. 绝经后骨质疏松症一般在绝经后 5~10 年内发生，逐渐发生或急剧腰背痛后突然身体变矮。	□	□
18. 胃肠疾病性骨质疏松症的临床表现除了胃肠道症状外，主要是骨痛，以四肢疼痛为明显，夜间疼痛减轻。	□	□
19. 骨密度检查有助于肝脏疾病性骨质疏松症的明确诊断。	□	□
20. 肝脏疾病性骨质疏松症的临床表现除了肝脏疾病症状外，主要是腰背疼痛，多为锐性疼痛，范围为脊柱两侧。	□	□
21. 慢性肾病性骨质疏松症临床主要表现为骨痛，多发生于腰背部、胸部及负重的关节。	□	□
22. 糖尿病性骨质疏松症与高尿钙、高尿磷、高尿镁、低血镁，甚至低血磷有关，血钙一般较正常，但可呈负钙、负镁平衡，骨量减少，骨密度低。	□	□
23. 糖尿病性骨质疏松症与糖尿病本身以及营养性、医源性、失动性因素及性激素水平降低等有明显关系。	□	□
24. 四肢骨变粗少见，但多发生在甲状旁腺功能亢进性骨质疏松症早期未治疗患者。	□	□
25. 类风湿性关节炎临床表现为对称的多发性关节炎，以手、腕、足等部位的关节最常受累，早期表现为关节僵硬和畸形。	□	□
26. 骨转移瘤多发生于股骨和肋骨的近端，其次是躯干骨。	□	□
27. 骨转移瘤可发生于躯干骨，躯干骨中以胸椎、腰椎最为常见。	□	□
28. 骨转移瘤性骨质疏松症骨转移部位局部疼痛及压痛是首发症状，常表现为锐痛，其疼痛的程度与骨质疏松的程度平行。	□	□
29. 骨转移瘤性骨质疏松症患者的骨密度降低，常在轻微外力或无外力条件下即可发生骨折，以上肢、脊柱为多见。	□	□

答案：

15. 是　16. 否　17. 是　18. 否　19. 否　20. 否　21. 是　22. 是　23. 是

24. 否　25. 否　26. 否　27. 否　28. 否　29. 否

重点提示：

◆ 骨质疏松症患者胸椎、腰椎压缩性骨折，脊柱后弯，胸廓畸形，可使肺活量和最大换气量显著减少，肺上叶前区小叶型肺气肿发生率可高达40%。

◆ 绝经后骨质疏松症与卵巢合成的激素减少有关，其特征是全身性的骨量减少及骨组织微结构改变，以致骨脆性增高，易发生骨折。其与增龄性骨质疏松症不同的是，增龄性骨质疏松症的骨松质变化显著，常见脊椎骨折及腕部骨折，绝经后髋骨骨折逐渐增多。

◆ 胃肠疾病性骨质疏松症的临床表现除了胃肠道症状外，主要是骨痛，以腰背疼痛为明显，沿脊柱两侧疼痛，夜间疼痛加重，稍活动后减轻，偶有四肢疼痛。

◆ 肝脏疾病性骨质疏松症的临床表现除了肝脏疾病症状外，主要是腰背疼痛，多为钝性疼痛，范围为脊柱两侧。严重者可出现四肢疼痛，夜间疼痛加重，身高缩短，出现"驼背"畸形。更严重者可出现胸椎或腰椎压缩性骨折、股骨上端骨折、桡骨远端骨折。X线检查有助于明确诊断。

◆ 四肢骨变粗少见，但多发生在甲状旁腺功能亢进性骨质疏松症晚期未治疗患者，其骨干中段变粗呈梭形，常累及第1、第2、第5掌骨，X线还可表现有不规则花边状或近似针状的股骨新骨。

◆ 类风湿性关节炎临床表现为对称的多发性关节炎，以手、腕、足等部位的关节最常受累，早期表现为手或足小关节疼痛，晚期表现为关节僵硬和畸形，可有血沉、类风湿因子、抗"O"（又称抗链球菌溶血素O）等实验室检查项目改变。

◆ 骨转移瘤多发生于躯干骨，其次是股骨和肋骨的近端。躯干骨中以脊柱最为常见，依次是胸椎、腰椎、颈椎、骶椎。

◆ 骨转移瘤性骨质疏松症骨转移部位局部疼痛及压痛是首发症状，常表现为持续性钝痛。其疼痛的程度与骨质疏松的程度不一定平行，同时可伴有相应部位的功能障碍。

◆ 骨转移瘤性骨质疏松症患者的骨密度降低，常在轻微外力或无外力条件下即可发生骨折，以下肢、脊柱为多见。

四、骨质疏松症的诊断与鉴别诊断

自测题目	是	否
1. 目前逐步发展的荧光定量 PCR、基因测序、分子克隆、基因芯片、转基因动物等技术有利于深入、全面地研究遗传因素与骨质疏松症的关系。	□	□
2. 脊柱、股骨、第 2 掌骨、骨盆等是骨质疏松最敏感的部位。	□	□
3. 骨骼 X 线摄片检查，一般都选择脊柱、股骨、第 2 掌骨、骨盆等部位进行。	□	□
4. 检测骨质疏松症最好的办法是做 X 线摄片检查。	□	□
5. 骨质疏松症骨密度测量法中，单光子骨密度检测仪以前臂桡尺骨中远端 2/3 交界处作为测量点。	□	□
6. 骨质疏松症骨密度测量法中，双能 X 线吸收法（DXA）常用来测量腰椎骨及股骨，是目前广泛使用的诊断方法。	□	□
7. 所有 50 岁以下的妇女都需要做骨密度检测。	□	□
8. 代谢和生长障碍者需要做骨密度检测。	□	□
9. 依靠骨密度来诊断骨质疏松症十分准确。	□	□
10. 骨质疏松症的早期诊断依靠双光子骨密度仪及定量 CT 检查。	□	□
11. 骨质疏松症病程 10 年以上者，可以通过骨活检检查确认。	□	□
12. 反映骨代谢的常用生化指标中，血清碱性磷酸酶和骨特异性碱性磷酸酶属于骨吸收指标。	□	□
13. 反映骨代谢的常用生化指标中，尿羟脯氨酸和尿羟赖氨酸糖苷属于骨形成指标。	□	□
14. 成人血清钙的正常参考值 2.1～2.6mmol/L，血清离子钙为 1.18±0.05mmol/L。	□	□
15. 血清离子钙测定的主要方法是离子电极法，结果准确，一致性较好，对临床较为适用。	□	□

答案:

1. 是　2. 是　3. 是　4. 否　5. 否　6. 是　7. 否　8. 是　9. 否
10. 是　11. 否　12. 否　13. 否　14. 是　15. 是

重点提示:

◆ 骨骼 X 线摄片检查,一般都选择骨质疏松最敏感的部位进行,也就是那些最早最容易发生骨质疏松的骨骼,如脊柱、股骨、第 2 掌骨、骨盆等。

◆ 检测骨质疏松症的最好的办法是测量骨密度,它是一种无损伤、无痛苦的检测方法,医生根据所测的数值,就可以诊断出是骨量减少,还是骨质疏松。X 线摄片检查有一定的局限性,已逐渐被其他更有诊断价值的高精设备检测所取代。

◆ 单光子吸收法(SPA)中,单光子骨密度检测仪是已经广泛用于骨质疏松症普查的一种仪器,它以前臂桡尺骨中远端 1/3 交界处作为测量点。

◆ 双能 X 线吸收法(DXA)检查时间短且准确性高,吸收 X 线量小,检查一次的 X 线量为一张 X 线胸片的 1/3。此种检查方法可测出骨骼中的矿物质含量并可用彩色图表示,常用来测量腰椎骨及股骨,测量的数据较为准确,是目前广泛使用的诊断方法。

◆ 根据国际骨质疏松基金会建议,需要做骨密度检测的人群是:①所有 50 岁以下的绝经后的妇女;②所有 50 岁以上的妇女;③所有 60 岁以上的老年男性;④有骨折的绝经后的妇女;⑤接受激素替代治疗的妇女;⑥皮质激素的服用者;⑦代谢和生长障碍者。

◆ 调查发现,美国纽约人的平均骨密度比北京人高,北京人的平均骨密度比上海人高。但因骨质疏松造成的骨折发生率,纽约高于北京,北京高于上海。这就是说,单纯依靠骨密度来诊断骨质疏松症并不十分准确。

◆ 骨质疏松症的早期诊断需依靠双光子骨密度仪及定量 CT 检查。病程 10 年以上,可以通过 X 线摄片检查确认。骨活检是一种有创伤的检查方法,临床上很少采用。只有对骨质疏松症的病因不明确、治疗效果差的患者,为明确病因,提高疗效才使用此种方法。

◆ 反映骨代谢的常用生化指标有骨形成标志物和骨吸收标志物两类。骨形成指标有:①血清碱性磷酸酶;②骨特异性碱性磷酸酶;③血清骨钙素;④血清I型前胶原羧基端前肽等。骨吸收指标有:①尿羟脯氨酸;②尿羟赖氨酸糖苷;③血清抗酒石酸酸性磷酸酶;④尿中吡啶啉和脱氧吡啶啉或I型胶原 N 末端肽。

自测题目	是	否
16. 血清中的镁以蛋白结合镁、阴离子复合镁和游离镁 3 种形式存在，蛋白结合镁所占的比例最大。	☐	☐
17. 血清镁增高时，可导致高钙血症，还会引起低血压与皮肤潮红，严重时可引起心脏传导阻滞及心跳、呼吸骤停。	☐	☐
18. 尿镁测定是了解镁代谢的重要手段。	☐	☐
19. 尿镁正常男性平均值为 90 毫克/24 小时，正常女性平均值为 100 毫克/24 小时。	☐	☐
20. 血清碱性磷酸酶和骨特异性磷酸酶是常用的评价骨形成和骨转换的指标。	☐	☐
21. 以对硝基苯磷酸盐做底物测得血清碱性磷酸酶的参考值，成人为 20~95 单位/升。	☐	☐
22. 血浆中的抗酒石酸酸性磷酸酶水平反映成骨细胞活性和骨吸收的状态。	☐	☐
23. 在进行尿羟脯氨酸排出量测试时应让患者禁食 1~2 天。	☐	☐
24. 维生素 D 本身具有生物活性。	☐	☐
25. 降钙素可随年龄的增长而降低。	☐	☐
26. 血清雌二醇水平与骨密度呈正相关。	☐	☐
27. 血钙的存在形式中，蛋白结合钙和离子钙均无生理活性。	☐	☐
28. 血清钙降低可见于原发性甲状旁腺功能亢进、维生素 D 过多症、多发性骨髓瘤、恶性肿瘤骨转移等。	☐	☐
29. 血清钙升高可见于甲状旁腺功能减退或不全、手足搐搦症、维生素 D 缺乏症、结节病引起肠道钙的过量吸收等。	☐	☐
30. 原发性骨质疏松症血钙一般高于正常范围。	☐	☐

答案：

16. 否　17. 否　18. 是　19. 否　20. 是　21. 否　22. 否　23. 否　24. 否
25. 是　26. 是　27. 否　28. 否　29. 否　30. 否

重点提示：

◆ 血清中的镁以蛋白结合镁、阴离子复合镁和游离镁 3 种形式存在，它们的比例分别为 33%、6%、61%。血清镁增高时，可导致低钙血症与高尿钙，还会引起低血压与皮肤潮红，严重时可引起心脏传导阻滞及心跳、呼吸骤停。

◆ 尿镁测定是了解镁代谢的重要手段。临床常测定 24 小时尿镁和空腹 2 小时尿镁，前者受饮食影响较大，后者则较少受饮食的影响。正常男性平均值为 100 毫克/24 小时，正常女性平均值为 90 毫克/24 小时，正常参考值范围为 72~122 毫克/24 小时。

◆ 血清碱性磷酸酶和骨碱性磷酸酶是常用的评价骨形成和骨转换的指标。以对硝基苯磷酸盐做底物测得血清碱性磷酸酶的参考值，成人为 20~75 单位/升。采用聚丙烯酰胺凝胶和热失活可测定骨碱性磷酸酶，目前采用单克隆抗体识别骨碱性磷酸酶，成人骨碱性磷酸酶为 $11.8 \pm 4.3 \mu g/L$。

◆ 抗酒石酸酸性磷酸酶主要由破骨细胞释放，因而血浆中的抗酒石酸酸性磷酸酶水平反映破骨细胞活性和骨吸收的状态。

◆ 饮食中的胶原含量对 24 小时尿羟脯氨酸含量影响较大。因此，在测试时应让患者进素食 2~3 天。

◆ 维生素 D 来自皮肤转化与食物吸收，其本身无生物活性。当维生素 D 经过肝脏转化为 25 (OH) D_3，然后再经过肾皮质羟化为 1, 25 (OH)$_2D_3$ 后才具有生物活性。

◆ 血钙在血液中主要以 3 种形式存在，即蛋白结合钙、离子钙和小分子阴离子结合钙。蛋白结合钙约占血清总钙的 40%，小分子阴离子结合钙约占 10%，这两种钙均无生理活性。离子钙约占血清总钙的 50%，其中部分具有钙的生理活性。

◆ 血清钙升高可见于原发性甲状旁腺功能亢进、结节病引起肠道钙的过量吸收、维生素 D 过多症、多发性骨髓瘤、恶性肿瘤骨转移等。血清钙降低可见于成人骨软化症、软骨病（又称维生素 D 缺乏性佝偻病）、甲状旁腺功能减退或不全、手足搐搦症、维生素 D 缺乏症等。原发性骨质疏松症血钙一般在正常范围。

自测题目	是	否
31. 血浆中的磷分为有机磷和无机磷两类，有机磷主要为蛋白结合磷和非蛋白结合磷两个部分。	□	□
32. 血磷测定对了解骨无机基质代谢特别是磷代谢有重要临床价值。	□	□
33. 血清镁低于 1.5mmol/L 时可致镁缺乏症。	□	□
34. 应用新生霉素、庆大霉素、洋地黄等药物后会引起血清镁升高。	□	□
35. 与蛋白质结合的钙不能被滤过。	□	□
36. 原尿中磷的浓度比血液中磷的浓度高。	□	□
37. 肾小球滤过和肾小管重吸收是影响磷代谢的重要原因。	□	□
38. 正常人肾磷阈约为 0.65mmol/L，当血磷低于肾磷阈，尿磷等于或接近零。	□	□
39. 骨密度测量诊断标准中，骨质疏松时骨密度低于 2 个标准差。	□	□
40. 股骨头坏死主要临床表现为大腿或腰部局部疼痛，行走过多时疼痛加重，腹股沟处压痛等。	□	□
41. 地方性氟骨病的骨质疏松在腰背部最明显，其主要的临床症状有腰腿痛、关节痛而僵直。	□	□
42. 骨软化病早期临床表现为持续性腰腿痛、肌肉无力，有时全身性剧烈痛，尤其以大腿、胸壁、骨盆最明显。	□	□
43. 地方性氟骨病引起的骨质疏松症患者随年龄的增长，骨质疏松症的病情有减轻的趋势。	□	□

答案：

31. 否　32. 是　33. 否　34. 否　35. 是　36. 否　37. 是　38. 是　39. 是
40. 否　41. 否　42. 否　43. 是

重点提示：

◆ 血浆中的磷分为有机磷和无机磷两类。有机磷主要为磷脂；无机磷主要包括蛋白结合磷和非蛋白结合磷两个部分，后者又称为滤过磷，占血浆无机磷的绝大部分（平均占90%）。血浆无机磷主要以磷酸盐的形式存在。

◆ 血清镁低于0.75mmol/L时可致镁缺乏症，引起神经肌肉兴奋性增高、心动过速、心律失常、乏力、手足搐搦、肌肉震颤等。血清镁高于1.25mmol/L时会发生高镁血症，抑制甲状旁腺激素的释放，导致低钙血症和高尿钙。血清镁升高可见于肾上腺皮质功能低下、白血病、关节炎、多发性骨髓瘤、肾衰竭时尿镁排出减少等。血清镁降低可见于营养不良、急性胰腺炎、慢性酒精中毒、过量使用维生素D等。此外，应用新生霉素、庆大霉素、洋地黄等药物后也会引起血清镁降低。

◆ 肾脏是调节磷代谢的主要器官，血磷可以自由通过肾小球滤过膜，因此原尿中磷的浓度与血液中磷的浓度相同。但原尿经肾小管90%以上的磷可以被重吸收。所以肾小球滤过和肾小管重吸收是影响磷代谢的重要原因。

◆ 骨密度测量诊断标准：①正常骨密度不低于1个标准差；②低骨密度低于1~2个标准差；③骨质疏松时骨密度低于2个标准差；④严重骨质疏松时骨密度低于2个标准差，并伴骨折。

◆ 股骨头坏死是由于供应股骨头的血液循环被破坏，使股骨头失去血液营养而坏死。其发生与髋部外伤（多见股骨颈骨折）、长期服用激素、长期过量饮酒有关。主要临床表现为髋关节局部疼痛，少数波及大腿或腰部，行走过多时疼痛加重，腹股沟处压痛，髋关节功能障碍等。

◆ 骨软化病多见于女性，早期临床表现为疼痛、肌肉无力。随着病情发展，腰腿痛逐渐变为持续性，并且可以发展到全身性剧烈痛，尤其以大腿、胸壁、骨盆最明显。

◆ 地方性氟骨病的骨质疏松在四肢骨最明显，其主要的临床症状有腰腿痛、关节痛而僵直，严重者可出现身体畸形，易发生骨折。其他还有头痛、头晕、心悸、乏力等神经衰弱症状。

自测题目	是	否
44. 骨质疏松症与骨软化病中，骨的钙盐和基质均保持正常比例。	☐	☐
45. 骨质疏松症与骨软化病可以通过血液生化检查和骨骼 X 线检查加以区别。	☐	☐
46. 地方性氟骨病引起的骨质疏松的骨小梁粗疏表现十分突出，这在中老年性骨质疏松症中是没有的。	☐	☐
47. 多发性骨髓瘤患者生化检查时可见血钙升高，免疫球蛋白增高，最有特异性的是尿中出现轻链蛋白质增多，或出现本周蛋白尿，可予以鉴别。	☐	☐
48. 骨 X 线片测量骨密度定性方法可以作为早期诊断骨质疏松症的方法。	☐	☐
49. 骨质疏松症患者若想反映全身骨骼的骨矿物质变化，测量腰椎部的骨密度最有价值。	☐	☐
50. 按世界卫生组织标准，骨密度 T 值在 3.5 以下时可诊断为骨质疏松症。	☐	☐
51. 腰椎有骨质增生会影响骨密度值的测定。	☐	☐
52. 70 岁以上年龄组的人最好通过测量前臂、跟骨、髋部或腰椎侧位的骨密度来了解骨量变化的真实情况。	☐	☐
53. 定量 CT 检查主要用于椎体骨密度的测定，测量结果具有较高的敏感性和准确性。	☐	☐
54. 已骨折部位可以做骨密度检查。	☐	☐
55. 骨密度低不一定是原发性骨质疏松症。	☐	☐
56. 定量超声技术可测定骨的状况，且无放射线，可用于了解孕妇的骨量和骨强度。	☐	☐

答案：

44. 否 45. 是 46. 是 47. 是 48. 否 49. 否 50. 否 51. 是 52. 是
53. 是 54. 否 55. 是 56. 是

重点提示：

◆ 骨质疏松症与骨软化病的根本区别在于骨质疏松症是因钙、磷代谢及内分泌系统发生紊乱，使骨吸收作用增强，骨吸收大于骨的形成，造成骨量减少，但是骨组织仍有正常的钙化，骨基质不增多，故骨的钙盐和基质皆保持正常比例。而骨软化病因钙、磷代谢紊乱、维生素 D 缺乏使骨的钙化发生障碍，骨基质不能钙化，导致骨基质显著增多。二者可以通过血液生化检查和骨骼 X 线检查加以区别。

◆ X 线表现：中老年性骨质疏松症以骨小梁的细少和骨皮质变薄为主要表现，而地方性氟骨病引起的骨质疏松的骨小梁粗疏表现十分突出，这在中老年性骨质疏松症中是没有的。

◆ 骨 X 线片定性方法通过目测观察 X 线片上骨组织和周围软组织密度的差异、骨小梁的形态结构及骨皮质大致厚度，对骨密度进行估计，简单易行，但由于受各种成像因素的影响，其敏感性差、精确度低，而且受阅片医生的经验限制，只有在骨量丢失 30% 以上时才能被发现，所以不能作为早期诊断骨质疏松症的方法。

◆ 骨质疏松症是全身性骨骼疾病，故做任何一个部位的骨密度测定，都能反映全身骨骼的骨矿物质变化，对今后是否发生骨折都具有预测价值。

◆ T 值是用受检者的骨密度值与同性别正常青年人的骨密度平均值进行比较，T 值＝（受检者骨密度值–青年人骨密度均值）/青年人骨密度标准差，含义为受检者的骨密度比青年人骨密度均值低或高几个标准差，按世界卫生组织标准，T 值在 2.5 以下时可诊断为骨质疏松症。

◆ 随着年龄增大可出现一些退行性病变，如椎体骨质增生、腰椎小关节病变、椎体周围韧带钙化及主动脉壁的钙化等因素，会影响骨密度的测定数值，使之出现假性增高。因此建议 70 岁以上年龄组的人最好通过测量前臂、跟骨、髋部或腰椎侧位的骨密度来了解骨量变化的真实情况。

◆ 已骨折的椎体由于压缩变形，测量的骨密度数值会增高；而前臂、髋部骨折处也可由于骨痂形成或骨折愈合后结构改变，而影响骨密度的测定值，妨碍诊断。故在测定时最好避开骨折部位，如测量另一侧前臂和髋部，分析时不将骨折椎体的骨密度值计算在内。

自测题目	是	否
57. 骨定量超声可检测跟骨、胫骨、髌骨及指骨等的状况,较多使用的是髌骨及指骨定量超声检测仪。	☐	☐
58. 骨组织形态计量学可用于对骨骼的基础研究和临床治疗研究中。	☐	☐
59. 骨质疏松症患者需要在骨活检前的2周时间内服用四环素。	☐	☐
60. 低骨量在2型糖尿病患者中较为多见。	☐	☐
61. 骨皮质X线测量常用的测量和估计方法为掌骨分数、股骨分数和腰椎分数。	☐	☐
62. 骨皮质X线测量方法中,腰椎分数若低于90%,则有骨质疏松症的潜在可能。	☐	☐
63. 骨皮质微结构测量方法尤其适用于以骨皮质吸收为主的代谢性骨病。	☐	☐
64. 骨量减少时,首先从应力性骨小梁开始。	☐	☐
65. 椎体中骨小梁丰富,属于骨转换较快的部位。	☐	☐
66. 椎骨骨小梁分度测量中,通常采用以第5腰椎为中心的X线侧位片,根据骨小梁消失的顺序、程度及椎体密度、终板表现进行评估。	☐	☐
67. 股骨近端的骨小梁可分为5组。根据5组骨小梁及周围结构的X线片影像变化分为7度。其中,3度是诊断骨质疏松症的阈值。	☐	☐
68. 根据跟骨各组骨小梁的吸收、消失规律,共分为5度。其中,1度及2度为正常。	☐	☐
69. X线摄片检查法检测部位主要为掌骨、指骨或前臂尺骨、桡骨。	☐	☐
70. 单光子吸收法是最早能准确测量骨密度的方法,其基本原理是骨密度可由吸收定律求得。	☐	☐
71. 在单光子吸收法测量人体骨密度时,需要用水作为软组织的等效物质。	☐	☐

答案：

57. 否　58. 是　59. 是　60. 否　61. 是　62. 否　63. 是　64. 否　65. 是
66. 否　67. 否　68. 否　69. 是　70. 是　71. 是

重点提示：

◆ 骨定量超声可检测跟骨、胫骨、髌骨及指骨等的状况，较多使用的是跟骨、胫骨定量超声检测仪。

◆ 四环素是一种标记物，可渗透到骨骼的矿化组织中，在荧光显微镜下可发出特殊的荧光。进行骨活检前，患者需在10~14天的间隔中，分两次服用四环素类的标记物。通过它能了解骨形成的动态过程。

◆ 低骨量在1型糖尿病患者中较为多见，但2型糖尿病患者的骨质疏松症的患病率也可达到52.1%。

◆ 腰椎分数：在以第3腰椎为中心的腰椎侧位X线片上用游标卡尺测量出第3腰椎中部高度AB及前缘高度CD，AB/CD所得百分比称为腰椎分数。其正常值为84%~97%。若低于80%，则有骨质疏松症的潜在可能。

◆ 骨量减少时，首先从非应力性骨小梁开始。

◆ 椎体中骨小梁丰富，属于骨转换较快的部位，因此可以利用椎骨X线片上骨小梁的数量、形态及排列情况和终板表现来评估骨量变化。

◆ 椎骨骨小梁分度测量中，通常采用以第3腰椎为中心的X线侧位片，根据骨小梁消失的顺序、程度及椎体密度、终板表现进行评估。

◆ 股骨近端的骨小梁可分为主承重组、辅助承重组、大粗隆组、主张力组和辅助张力组等5组。根据上述5组骨小梁及周围结构的X线片影像变化分为7度。其中，4度是诊断骨质疏松症的阈值。这一指标既能反映股骨近端的骨密度又能反映股骨处骨松质结构的特点，因此在判断股骨近端骨强度、预测股骨颈骨折等方面具有临床意义。

◆ 按照跟骨骨小梁的走行、排列可将其分为应力组、张力组和弹道组。根据跟骨各组骨小梁的吸收、消失规律，共分为5度。其中，5度及4度为正常，3度为可疑骨质疏松症，2度及1度为骨质疏松症。

◆ 单光子吸收法要求其测量部位为相同厚度的水样密度软组织。显然，这是一种理想化状态。人体的软组织厚度不可能达到完全均匀。因此，在单光子吸收法测量人体骨密度时，需要用水作为软组织的等效物质，以水填充达到均匀厚度，以消除软组织厚度不均匀对骨密度测量的影响。

自测题目	是	否
72. 在单光子吸收法一维扫描中，骨密度与骨横径成正比。	☐	☐
73. 单光子吸收法只能用于脊柱椎体骨密度的测量。	☐	☐
74. 双能 X 线吸收法被认为是诊断骨质疏松症的"金标准"。	☐	☐
75. 在骨质疏松症的诊断标准中，主要采用 Z 值，即被测者骨量与同民族同性别同年龄者的平均骨量之间的差值。	☐	☐
76. 中轴骨的第 2~4 腰椎是定量 CT 测量的常规部位，利用一定的操作和软件技术，有时会因为椎骨多处退变增生、硬化或主动脉钙化等造成的椎旁钙化而产生假性骨密度增高。	☐	☐
77. 在诊断骨质疏松症时，定量超声测量声波穿过骨骼的速度取决于骨骼厚薄。	☐	☐
78. 定量磁共振技术主要应用于研究骨小梁。	☐	☐
79. 诊断骨质疏松症时需要将临床表现作为最重要的依据。	☐	☐
80. 与绝经后骨质疏松症相同，老年性骨质疏松症的骨小梁和骨皮质均可发生骨萎缩。	☐	☐
81. 原发性男性骨质疏松症以骨小梁断裂、穿孔为特征，而女性则以骨小梁变细为特征。	☐	☐
82. 原发性男性骨质疏松症骨折发生率最高的部位是脊柱、腕部，其次是股骨颈和股骨粗隆间。	☐	☐

答案：

72. 否　73. 否　74. 是　75. 否　76. 否　77. 是　78. 是　79. 否　80. 否
81. 否　82. 否

重点提示：

◆ 在单光子吸收法一维扫描中，骨密度与骨横径成反比。因此，在骨横径过大或过小的时候，所测量的骨密度准确性降低。

◆ 躯干周围不仅有水样密度的软组织，也存在大量的气体和脂肪，而且软组织的厚度也极不均匀，因此单光子吸收法不能用于脊柱椎体骨密度的测量，只能用于四肢骨的骨密度测量。

◆ 在骨质疏松症的诊断标准中，主要采用 T 值，即被测者骨量与健康人群峰值骨量之间的差值，但部分仪器也标出了 Z 值，即被测者骨量与同民族同性别同年龄者的平均骨量之间的差值。

◆ 中轴骨的第 2~4 腰椎是定量 CT 测量的常规部位，利用一定的操作和软件技术，甚至可以单独测得单位容积的骨小梁骨量，而不会因为椎骨多处退变增生、硬化或主动脉钙化等造成的椎旁钙化而产生假性骨密度增高。

◆ 在诊断骨质疏松症时，定量超声测量声波穿过骨骼的速度取决于骨骼的厚薄。骨骼厚，声波穿越慢。外部骨皮质较薄而内部骨松质稀疏，声波穿越则快。由此可见，超声波的穿越时间与骨量、骨骼内部骨松质结构密切相关。

◆ 依靠临床症状来发现骨质疏松症是一件比较困难的事。一般患者就诊时，严重的、不可逆的骨丢失或已发生。同样，出现身高缩短或驼背现象时，骨量丢失也已不可逆，骨质疏松症的诊断基本可确定。除了偶尔不典型的疼痛症状之外，骨质疏松症患者甚至在骨折前也没有明显或明确的症状或体征，即便存在由于骨量丢失而产生的不适症状，也会因为症状轻微而被患者忽视。因此，在诊断骨质疏松症时通常不会将临床表现作为最重要的依据。骨质疏松症的诊断主要借助于骨密度测定结果。

◆ 原发性男性骨质疏松症以骨小梁变细为特征，而女性则以骨小梁断裂、穿孔为特征。男性骨折发生率低于女性，骨折发生率最高的部位是股骨颈和股骨粗隆间，其次是腕部和脊柱。

五、骨质疏松症的防治药物

自测题目	是	否
1. 治疗骨质疏松症需要大量补钙。	☐	☐
2. 成年人体内约 99% 以上的钙贮存于血液中。	☐	☐
3. 人体钙主要在十二指肠和空肠吸收，以空肠的吸收率最高，十二指肠的吸收量最大。	☐	☐
4. 不同类型的骨质疏松症，其治疗、预防的原则是有区别的。	☐	☐
5. 在治疗骨质疏松症之前，必须找出致病原因及因素，然后有针对性地采取治疗措施。	☐	☐
6. 用于预防和治疗骨质疏松症的药物中，抗骨吸收药有雌激素、降钙素、氟化物等。	☐	☐
7. 用于预防和治疗骨质疏松症的药物中，双膦酸盐类、钙制剂、维生素 D 属于骨矿化作用药物。	☐	☐
8. 对于骨质疏松症，肾小管酸中毒可补充碳酸氢钠、枸橼酸钠等纠正酸中毒。	☐	☐
9. 在抑制骨转换率升高的治疗中，常用雌激素、降钙素、氨基二膦酸盐等 3 种抑制骨吸收药。	☐	☐
10. 在抑制骨转换率升高的治疗中，降钙素主要用于不愿使用雌激素的绝经后骨质疏松症患者、中老年男性、长期使用糖皮质激素者。	☐	☐
11. 补钙的同时不需要补充维生素 D。	☐	☐
12. 常用的维生素 D 剂中，阿尔法骨化醇可用于维生素 D 依赖性佝偻病的治疗。	☐	☐
13. 常用的维生素 D 剂中，善存是目前国内市场上维生素成分最多的制剂。	☐	☐
14. 钙剂能增强强心苷的毒性，并且具有与四环素类药物结合影响四环素类药物抗菌作用、与苯妥英钠结合形成不吸收的化合物等不良反应。	☐	☐

答案:

1. 否　2. 否　3. 否　4. 否　5. 是　6. 否　7. 否　8. 是　9. 是
10. 否　11. 否　12. 否　13. 是　14. 是

重点提示:

◆ 治疗骨质疏松症不能盲目补钙,因为大量的钙堆积在已发生了退行性变化的骨骼中,会使得骨骼不断被钙化,渐渐地变得松脆、易坍塌。钙剂可以提高骨骼中骨矿物的含量,但是这种作用是短暂的,当停止补钙,这种作用将逐渐消失。骨质疏松症患者仅仅通过口服单纯补钙,是无法克服骨骼对钙元素的利用障碍的。

◆ 成年人体内的钙含量占体重的2%左右,约99%以上的钙贮存于骨骼和牙齿。血液中的钙仅占总钙量的0.1%以下。

◆ 人体钙主要在十二指肠和空肠吸收,以十二指肠的吸收率最高,空肠的吸收量最大。

◆ 骨质疏松症的发生实际上是一个渐进的过程,原发性骨质疏松症是随着年龄的增长而发生的。有人将特发性骨质疏松症列入原发性骨质疏松症的范畴,实际上特发性骨质疏松症有其特殊的发病因素;继发性骨质疏松症是由于某些疾病或某些原因所致,不论哪种类型的骨质疏松症,其治疗、预防的原则应当是一致的。

◆ 用于预防和治疗骨质疏松症的药物有3类:①抗骨吸收药,例如雌激素、降钙素、双膦酸盐类等;②促进骨形成药物,如氟化物、促进合成代谢的类固醇等;③骨矿化作用药物,如钙制剂、维生素 D 等。

◆ 在抑制骨转换率升高的治疗中,常用雌激素、降钙素、氨基二膦酸盐等3种抑制骨吸收药。雌激素适用于绝经后骨质疏松症,降钙素适用于抑制一切骨转换率升高,氨基二膦酸盐主要用于不愿使用雌激素的绝经后骨质疏松症患者、中老年男性、长期使用糖皮质激素者。

◆ 维生素 D 的主要作用是促进肠道钙、磷的吸收,维持正常的血清钙、磷浓度,调整神经肌肉和细胞的功能,促进代谢。维生素 D 对骨骼的作用是复杂的,它既可促进骨形成也可加速骨吸收。所以,维生素 D 是补钙时必须补充的。

◆ 阿尔法骨化醇主要用于骨质疏松症,慢性肾衰竭合并肾性骨病,甲状旁腺功能减退,抗维生素 D 的佝偻病及骨软化病时维生素 D 代谢异常引起的各种症状(如低钙血症、手足抽搐、骨痛等)。钙三醇适用于血液透析肾性骨营养不良、甲状旁腺功能减退、绝经后及中老年性骨质疏松症、维生素 D 依赖性佝偻病。

自测题目	是	否
15. 中青年人比老年人肠钙净吸收率要高。	☐	☐
16. 胃酸缺乏则碳酸钙不易被溶解吸收，故此时可以选用钙尔奇 D、龙牡壮骨冲剂、蚝贝钙等钙剂。	☐	☐
17. 活性钙、盖天力这一类钙剂适宜用于胃酸缺乏者的骨质疏松症患者。	☐	☐
18. 牛奶是维生素 D 的最佳食物来源。	☐	☐
19. 牛奶及乳制品如奶酪、酸奶、冰激凌含钙量最高。	☐	☐
20. 钙制剂与食物同时服用将更好地被吸收，而且顿服比分剂服用吸收更好。	☐	☐
21. 碳酸钙主要应用于预防骨质疏松症和骨质疏松症患者的钙剂补充。	☐	☐
22. 目前市场上的活性钙多以天然的贝壳、牡蛎为原料，主要成分为碳酸钙和乳酸钙。	☐	☐
23. 目前市场上的活性钙制剂成品一般含有锌、铁、磷、锰、维生素 D 等元素。	☐	☐
24. 目前市场上的活性钙除适用于各种缺钙症以外，还可与抗癌药物合用，保护正常细胞，提高机体抗癌能力。	☐	☐
25. 目前市场上的活性钙长期服用没有蓄积性中毒的危险。	☐	☐
26. 磷酸氢钙适用于甲状旁腺功能低下或慢性肾衰竭所致的低钙血症。	☐	☐
27. 葡萄糖酸钙可用于急性钙缺乏和过敏性疾病，是首选的注射用钙剂。	☐	☐
28. 醋酸钙可用于肾衰性高磷血症的治疗。	☐	☐
29. 过量补钙会引起肾结石。	☐	☐
30. 钙剂最好在饭前 1 小时内服用。	☐	☐
31. 补钙时宜同食大量的脂肪性食物，有利于钙的吸收。	☐	☐

答案：

15. 是　16. 否　17. 否　18. 是　19. 是　20. 否　21. 否　22. 否　23. 否
24. 是　25. 否　26. 否　27. 是　28. 是　29. 否　30. 否　31. 否

重点提示：

◆ 大多数人的胃酸都是正常的，故各种钙剂都可以被正常溶解吸收。如有胃酸缺乏，碳酸钙则不易被溶解吸收，故此时不宜选用此类钙剂，如钙尔奇D、龙牡壮骨冲剂、蚝贝钙等。

◆ 将蚝贝螺壳高温煅烧后产生的氧化钙、氢氧化钙，就是活性钙。盖天力等是这一类的钙制剂。这类钙制剂溶解后呈碱性，大量服用后可发生碱中毒。另外，偏碱的钙液较易损伤胃酸缺乏者的胃黏膜，故不宜用于胃酸缺乏的骨质疏松症患者。

◆ 钙制剂与食物同时服用将更好地被吸收，而且分剂服用比顿服吸收更好。

◆ 奶制品是钙的最好来源，奶制品中30%的钙可以被人体吸收，主要应用于预防骨质疏松症和骨质疏松症患者的钙剂补充。

◆ 目前市场上的活性钙多以天然的贝壳、牡蛎为原料，主要成分为氧化钙和氢氧化钙。其优点是：①水溶性好（$25℃$ $88.9mg/mmol$），因此吸收速度快；②制剂成品一般含有锌、铁、磷、锰等元素，不必另加维生素D；③除适用于各种缺钙症以外，还可与抗癌药物合用，保护正常细胞，提高机体抗癌能力。其缺点是：①钙元素含量低；②碱性偏大，刺激胃肠道，并可影响消化功能；③急性毒性大，并含有超标的重金属，长期服用有蓄积性中毒的危险；④价格偏高。

◆ 磷酸氢钙水溶性较差，一般不宜单独使用，且不宜用于甲状旁腺功能低下或慢性肾衰竭所致的低钙血症。

◆ 醋酸钙水溶性好，在胃内的酸性环境中可与磷结合成难溶性物质，随大便排出体外而导致磷吸收减少，因此可用于肾衰性高磷血症的治疗。

◆ 与食物中摄入高钙的相关的危险性几乎是没有的。高钙食物实际上在大多数人中大大降低了结石发生的危险性。

◆ 钙剂最好在饭后1~1.5小时内服用。

◆ 补钙时宜进食含蛋白质丰富的食物，其中赖氨酸、精氨酸和色氨酸等含硫氨基酸可与钙结合形成可溶性络合物，有利于钙的吸收；不宜同食含植酸和草酸丰富的植物性食物如菠菜、笋、茭白等和过多的脂肪性食物，以免形成难溶于水的植酸钙、草酸钙和"钙皂"而影响钙的吸收。

自测题目	是	否
32. 有肾结石风险者，最好选用美信钙，且应避免高尿钙。	☐	☐
33. 对于低钙高磷患者通常选用碳酸钙以限制磷的摄入。	☐	☐
34. 钙剂可以与四环素、异烟肼等抗生素同时服用。	☐	☐
35. 钙剂不宜与氟化物或二膦酸盐同时服用。	☐	☐
36. 碳酸钙可以与制酸剂、铁剂同时服用。	☐	☐
37. 激素替代疗法对减慢绝经前后女性的骨丢失速度特别适合。	☐	☐
38. 二膦酸盐类的主要作用是治疗以成骨细胞活性增加为特点的骨病。	☐	☐
39. 降钙素可治疗所有类型的痛性骨质疏松症。	☐	☐
40. 绝经后激素替代疗法对控制绝经后症状，改善绝经后血脂紊乱状况具有良好效果。	☐	☐
41. 绝经后激素替代疗法使用时要定期加用孕激素。	☐	☐
42. 雌激素包括雌酮、雌二醇、雌三醇，体内雌激素活性最强的是雌酮，其次是雌二醇，最弱的是雌三醇。	☐	☐
43. 炔雌醇的活性强，小剂量就可以缓解患者更年期综合征症状，应用较为广泛。	☐	☐
44. 维尼安的雌激素活性较强且长效，但不宜长期和大量使用。	☐	☐
45. 与合成雌激素相比，天然雌激素有以下优点：对肝脏活动影响较弱，比较符合生理特点，可用现行较简单的方法测得体内激素水平，便于监测。	☐	☐
46. 临床上对于男性骨质疏松症患者，在使用雄激素治疗的同时，也应配合小剂量的雌激素治疗。	☐	☐
47. 连用 5 年雌激素进行骨质疏松症治疗的患者，乳腺癌发生的概率会增加。	☐	☐
48. 我国女性对雌激素的敏感性低于白人女性。	☐	☐

答案：

32. 是 33. 是 34. 否 35. 是 36. 否 37. 是 38. 否 39. 是 40. 是
41. 是 42. 否 43. 否 44. 否 45. 是 46. 是 47. 否 48. 否

重点提示：

◆ 钙剂不宜与四环素、异烟肼等抗生素同时服用，因四环素、异烟肼可与钙络合，影响钙的吸收，也不宜与氟化物或二膦酸盐同时服用。碳酸钙不宜与制酸剂同时服用，否则会影响钙的吸收；也不宜与铁剂同时服用，否则会影响铁的吸收。若病情需要与上述药物联用，钙剂与其间隔至少 2 小时以上。

◆ 二膦酸盐类能降低破骨细胞的代谢活性，进一步减弱破骨细胞对骨的吸收能力，也能作用于成骨细胞，抑制成骨细胞对破骨细胞的刺激作用。其主要作用是治疗以破骨细胞活性增加为特点的骨病。

◆ 雌激素替代治疗绝经后即适用，可以使骨量少丢失，从而降低骨质疏松症的发病率及骨折率，对控制绝经后症状，改善绝经后血脂紊乱状况也有良好效果。在使用时注意要定期加用孕激素，以防止子宫内膜过度增生，降低子宫内膜癌的发生率。

◆ 雌激素包括雌酮、雌二醇、雌三醇，体内雌激素活性最强的是雌二醇，其次是雌酮，最弱的是雌三醇。雌二醇的药物产品如爱斯妥，炔雌醇的活性强，小剂量就可以缓解患者更年期综合征症状，但不宜长期和大量使用；维尼安，即临床常用的尼尔雌醇，其雌激素活性较强且长效，应用较为广泛。

◆ 雌激素在男性骨骼的骨峰值形成中具有必要作用，而且雌激素受到抑制或全部缺失与骨质疏松有关。在男性，雌激素已被证实对骨量维持具有重要性。对于中老年男性，雌激素的下降对骨丢失的影响超过雄激素下降对骨丢失的影响，因此，临床上对于男性骨质疏松症患者，在使用雄激素治疗的同时，也应配合小剂量的雌激素治疗。

◆ 连用 5 年雌激素进行骨质疏松症治疗的患者，不会增加乳腺癌的发生率，但连续应用 15 年以上者，乳腺癌发生概率会增加。

◆ 我国女性对雌激素的敏感性高于白人女性，使用较低剂量时即有明显效果。

自测题目	是	否
49. 目前使用的降钙素中，人类降钙素对人的生物活性最强。	□	□
50. 降钙素的长期止痛效果好，预防病变发展的价值已经得到肯定。	□	□
51. 在畸形性骨炎治疗中，雌激素为首选药物。	□	□
52. 在使用降钙素过程中，若出现面部潮热和热感，轻微恶心和呕吐，应立即停药。	□	□
53. 妊娠和哺乳者可以使用降钙素。	□	□
54. 氨基二膦酸盐只可以肌内注射或快速静脉点滴，不可以静脉缓慢点滴。	□	□
55. 首次使用含氮二膦酸盐的患者，若出现体温升高的现象需要进行紧急特殊处理。	□	□
56. 依普拉芬主要应用于卵巢切除后的女性、绝经后骨质疏松症、中老年性骨质疏松症、肛周湿疹样癌和原发性甲状旁腺功能亢进的患者，特别是以骨吸收过度为主要特征的骨骼疾病的患者。	□	□
57. 同化类固醇具有对抗分解代谢的作用。	□	□
58. 同化类固醇对于骨和肌肉具有合成代谢作用，该作用对支持进行主动（或被动）治疗的患者更是重要。	□	□
59. 大剂量的甲状旁腺激素对骨有同化作用。	□	□
60. 小剂量的甲状旁腺激素对骨起分解代谢作用。	□	□
61. 对中老年人骨质疏松症患者全面推荐使用非甾体类抗炎药。	□	□
62. 对于已经确诊的骨质疏松症患者推荐使用前列腺素抑制剂。	□	□
63. 维生素 K 是一种水溶性维生素。	□	□
64. 维生素 K 有明确的抗骨质疏松作用，其作用程度强于雌激素，且其治疗作用无药物剂量依赖性。	□	□
65. 维生素 K 的生化作用主要表现为对骨钙素合成的影响。	□	□
66. 维生素 K 可以改善中老年骨质疏松症患者的状态，从而达到抗骨质疏松的作用。	□	□

答案：

49. 否　50. 否　51. 否　52. 否　53. 否　54. 否　55. 否　56. 是　57. 是
58. 是　59. 否　60. 否　61. 否　62. 否　63. 否　64. 否　65. 是　66. 是

重点提示：

◆ 目前使用的降钙素有猪、人和鱼类降钙素。其中，鱼类降钙素对人的生物活性最强，作为药物治疗最常用的是鲑鱼降钙素和鳗鱼降钙素。

◆ 降钙素在骨质疏松症的应用价值主要有：①短期止痛效果好，长期治疗效果和预防病变发展的价值尚不能肯定；②可减少骨折的发生率；③骨转换率增高者，用降钙素1年，可见到脊柱骨骨密度升高，但骨转换率正常者则不会增加骨密度；④在畸形性骨炎治疗中，降钙素为首选药物。

◆ 降钙素的不良反应较少，一般有：①面部潮热和热感，轻微恶心和呕吐，出现上述症状时不必停药；②妊娠和哺乳者不宜使用，以防低血钙和继发性甲状旁腺功能亢进；③严重过敏反应，甚少见，但仍应询问患者既往有关过敏性休克史和支气管哮喘史。

◆ 氨基二膦酸盐只可以静脉缓慢点滴，不可以肌内注射或快速静脉点滴，因高浓度的二膦酸盐在体内可与血液循环中的钙结合，形成具有肾毒性的复合物，产生肾脏损害；另外，首次使用含氮二膦酸盐的患者，可出现体温升高，但这种现象是短暂且可逆的，不需特殊处理，几天后可自行恢复。

◆ 大剂量的甲状旁腺激素对骨起分解代谢作用，而小剂量的甲状旁腺激素对骨则有同化作用。

◆ 非甾体类抗炎药具有镇痛效果，但因骨质疏松症不是炎症性疾病，特别是在中老年人同时伴有胃肠病变及慢性疼痛时，副作用更大，故不宜全面推荐使用这类药物；而前列腺素由于对骨代谢有重要的调节作用，因此对于已经确诊的骨质疏松症患者不应该使用前列腺素抑制剂。

◆ 维生素K，又称为凝血维生素，是一种脂溶性维生素。维生素K属于骨形成的促进剂，临床和实验已经证明其有明确的抗骨质疏松作用，但其作用程度逊于雌激素，且其治疗作用有明显的药物剂量依赖性，这一表现在绝经后妇女中尤为突出。维生素K可以改善中老年骨质疏松症患者的状态，从而达到抗骨质疏松症的作用。

自测题目	是	否
67. 目前已知的胰岛素样生长因子（IGF）主要为 IGF-Ⅰ 和 IGF-Ⅱ，分别为含有 70 个和 67 个氨基酸的单链多肽，由 3 个二碳键连接。	□	□
68. IGF-Ⅰ 在骨吸收与骨形成的偶联过程中起关键性作用。	□	□
69. 男性骨质疏松症的治疗应侧重于促进骨的合成，如合理利用雄激素、活性维生素 D、钙制剂、蛋白质等。	□	□
70. 男性骨质疏松症的预防性用药应在骨丢失 1 周后实施。	□	□
71. 对骨密度高于骨折阈值的特发性成年骨质疏松症患者，治疗以选择抑制骨吸收的药物为主，如降钙素、二膦酸盐等。	□	□
72. 对于已经明确诊断的特发性成年骨质疏松症患者，需要予以促进骨形成、增加骨量从而降低骨折发生率的药物，如性激素、甲状旁腺激素和氟化物。	□	□
73. 中老年甲状腺功能亢进性骨质疏松症患者使用降钙素治疗时，降钙素应每晚注射 50 单位，持续 1 年，以抑制骨吸收，增加骨密度。	□	□
74. 甲状腺功能亢进较为严重的患者可行手术或采用碘剂治疗。	□	□
75. 目前治疗甲状腺功能亢进性骨质疏松症患者选用最多的是硫脲类抗甲状腺药物，如丙基硫氧嘧啶或他巴唑（甲巯咪唑）。	□	□
76. 药物治疗效果不佳、反复发作或甲状腺肿大在Ⅲ度以上或存在腺瘤的骨质疏松症患者，应以手术治疗为宜。	□	□
77. 原发性甲状腺功能减退依赖长期的甲状腺激素替代疗法，目前多使用甲状腺激素片，多由大剂量开始。	□	□
78. 继发性甲状腺功能减退同时伴有肾上腺皮质功能低下及性腺功能低下者，应补用泼尼松和（或）性激素治疗，一般应先补充甲状腺激素，再予以泼尼松。	□	□
79. 不能手术治疗或手术治疗后病情仍然继续存在或复发的甲状旁腺功能亢进性骨质疏松症患者，在饮食上一般要少饮水，限制钙的排出。	□	□
80. 普萘洛尔属于 H_2 受体拮抗剂。	□	□

答案：

67. 否　68. 否　69. 是　70. 否　71. 是　72. 是　73. 否　74. 是　75. 是
76. 是　77. 否　78. 否　79. 否　80. 否

重点提示：

◆ 目前已知的胰岛素样生长因子（IGF）主要为 IGF-Ⅰ和 IGF-Ⅱ，分别为含有 70 个和 67 个氨基酸的单链多肽，由 3 个二硫键连接。

◆ 在骨细胞培养中发现，IGF-Ⅰ和 IGF-Ⅱ均能够兴奋骨细胞的增殖和骨Ⅰ型胶原的生成，且与剂量有相关性。IGF-Ⅱ在骨吸收与骨形成的偶联过程中起关键性作用。破骨细胞活性增强进行骨吸收的同时，通过自分泌或旁分泌的方式释放出储存于骨的 IGF-Ⅱ，IGF-Ⅱ则作用于前成骨细胞或成熟的成骨细胞，使其活性增强并承担相应的骨吸收部位的修复作用，生成新骨。

◆ 男性骨质疏松症的治疗应侧重于促进骨的合成，如合理利用雄激素、活性维生素 D、钙制剂、蛋白质等；预防性用药应在骨丢失开始时实施。

◆ 中老年甲状腺功能亢进性骨质疏松症的治疗还应使用尼尔雌醇、己烯雌酚、利维爱或雄激素等；也可应用降钙素、二膦酸盐或氟化物加钙片等。降钙素每晚注射 100 单位，持续 1 年，以抑制骨吸收，增加骨密度。鳗鱼降钙素用于骨质疏松症伴有疼痛的患者，每次注射 10 单位，每周 2 次肌内注射，疗程 3~6 个月，但也应视情况而定。

◆ 原发性甲状腺功能减退依赖长期的甲状腺激素替代疗法，目前多使用甲状腺激素片，多由小剂量开始，开始每天早上 8:00 服用 20~30mg，逐渐增加到 40~60mg，每日 2~3 次，一般维持剂量为 40~60mg，每日 2 次。

◆ 继发性甲状腺功能减退同时伴有肾上腺皮质功能低下及性腺功能低下者，应补用泼尼松和（或）性激素治疗，一般应先补充泼尼松，再予以甲状腺激素，以免诱发肾上腺危象。

◆ 不能手术治疗或手术治疗后病情仍然继续存在或复发的甲状旁腺功能亢进性骨质疏松症患者，可采取内科治疗：①在饮食上与其他骨质疏松症不同的是，一般要多饮水，限制含钙食物的摄入，从而使血钙、尿钙水平降低；②慢性高钙血症患者可口服 H_2 受体拮抗剂（如西咪替丁），或应用肾上腺素受体拮抗剂（如普萘洛尔），必要时加用雌激素、孕激素、降钙素、双膦酸盐治疗；③对有高血钙危象的人，应积极采取措施，包括补充液体、利尿、使用中性膦酸盐等；④如果治疗效果仍不显著，可紧急实行腹膜透析或血液透析。

自测题目	是	否
81. 甲状旁腺功能减低性骨质疏松症患者抽搐发作期的治疗，应予以 10%葡萄糖酸钙每日 10~30ml 静脉点滴，必要时予以苯巴比妥或苯妥英钠肌内注射。	□	□
82. 患者属于手术后暂时性甲状旁腺功能减退，宜尽早使用维生素 D，提高血钙，防止抽搐发作。	□	□
83. 甲状旁腺功能减低性骨质疏松症患者进行间歇期治疗时，应多进乳品、蛋黄、菜花等食品。	□	□
84. 糖尿病性骨质疏松症的治疗首先应当积极控制糖尿病，治疗高血糖。	□	□
85. 肾性骨质疏松症的治疗中，控制血甲状旁腺激素水平最为重要。	□	□
86. 1, 25（OH)$_2$D$_3$不仅能降低甲状旁腺激素水平，而且还不易引起高钙血症。	□	□
87. 应用常规剂量 1, 25（OH)$_2$D$_3$对缓解慢性肾衰竭造成钙、磷代谢失调所致的诸症和尿毒症甲状旁腺功能亢进性骨质疏松症均有效果。	□	□
88. 钙剂均应在血磷控制后才可使用。	□	□
89. 骨质疏松症患者肾移植前必须使用免疫抑制剂时可使用最大有效用量。	□	□
90. 治疗皮质类固醇性骨质疏松症时，可在消除病因的前提下，补充钙剂及维生素 D 制剂，如钙二醇。	□	□
91. 帕米膦酸盐可避免接受雄激素剥夺治疗的男性发生骨质疏松。	□	□
92. 对于子宫切除的妇女，在进行雌激素替代治疗时，应同时使用适量的孕激素。	□	□
93. 阴道出血原因不明或子宫内膜增生时，应谨慎使用雌激素替代治疗。	□	□
94. 6 个月内患有活动性静脉或动脉血栓栓塞性疾病时，应谨慎使用雌激素替代治疗。	□	□
95. 系统性红斑狼疮患者应禁止使用雌激素替代治疗。	□	□
96. 与孕激素相关的脑膜瘤患者应谨慎使用雌激素替代治疗。	□	□

答案：

81. 是　82. 否　83. 否　84. 是　85. 是　86. 否　87. 否　88. 是　89. 否
90. 否　91. 是　92. 否　93. 否　94. 否　95. 是　96. 否

重点提示：

◆ 甲状旁腺功能减低性骨质疏松症患者抽搐发作期的治疗，应予以10%葡萄糖酸钙每日10~30ml静脉点滴，必要时予以苯巴比妥或苯妥英钠肌内注射。若属于手术后暂时性甲状旁腺功能减退，则在1~2周内，腺体功能可望恢复，故仅需补充钙盐，不宜过早使用维生素D，以免干扰血钙浓度，影响诊断。

◆ 甲状旁腺功能减低性骨质疏松症患者间歇期治疗，在药物治疗的同时应注意进食高钙、低磷饮食，不宜多进乳品、蛋黄、菜花等食品。

◆ 1, 25 （OH）$_2$D$_3$确实能降低甲状旁腺激素水平，但也可引起高钙血症（特别是和钙剂合用时）。过度应用还有致低转化骨病的危险。

◆ 应用常规剂量1, 25 （OH）$_2$D$_3$对缓解慢性肾衰竭造成钙、磷代谢失调所致的诸症有一定效果，但对于尿毒症甲状旁腺功能亢进患者却难以奏效。因为此类患者甲状旁腺1, 25 （OH）$_2$D$_3$受体数量减少，耐药性增加，对于常规剂量的1, 25 （OH）$_2$D$_3$形成了抵抗作用。

◆ 无论哪种钙剂，均应在血磷控制后才可使用，并应密切监测血清钙、磷水平，以防止高钙血症和转移性钙化。

◆ 骨质疏松症患者肾移植前必须使用免疫抑制剂时应尽量使用最低有效用量。

◆ 治疗皮质类固醇性骨质疏松症时，可在消除病因的前提下，补充钙剂及维生素D制剂，如钙三醇；增强肠钙吸收或加服氟化物，以促进骨形成。

◆ 对于接受促性腺激素释放激素（GnRH）类似物治疗的前列腺癌患者，帕米膦酸盐可防止其发生骨量丢失。

◆ 进行雌激素替代治疗时，每年至少进行一次个体化的风险/受益评估，以决定是否继续长期应用；对于自然绝经的妇女，在使用雌激素时，应同时使用适量的孕激素以保护子宫内膜，子宫切除的妇女，则不宜加用孕激素。

◆ 存在下列情形者，应禁止使用雌激素替代治疗：已知或怀疑怀孕；阴道出血原因不明或子宫内膜增生；已知或怀疑患有乳腺癌；已知或怀疑患有性激素相关的恶性肿瘤；6个月内患有活动性静脉或动脉血栓栓塞性疾病；严重肝肾功能障碍；血卟啉症、耳硬化症、系统性红斑狼疮；与孕激素相关的脑膜瘤。

自测题目	是	否
97. 子宫内膜异位症患者应禁止使用雌激素替代治疗。	☐	☐
98. 尚未控制的糖尿病及严重高血压患者应禁止使用雌激素替代治疗。	☐	☐
99. 高泌乳素血症患者应谨慎使用雌激素替代治疗。	☐	☐
100. 所有的绝经后妇女都能进行雌激素替代治疗。	☐	☐
101. 雌激素替代治疗可以有效地减少冠心病的发生。	☐	☐
102. 雌激素对高血脂妇女有显著的保护作用。	☐	☐
103. 炔诺酮（妇康）及左旋 18-甲基炔诺酮属于雌激素。	☐	☐
104. 使用孕激素应优先选用环丙孕酮。	☐	☐
105. 利维爱是一种含雌激素、孕激素、雄激素活性的制剂。	☐	☐
106. 如果要防止骨量丢失，性激素替代治疗就不能长期使用。	☐	☐
107. 有乳腺良性病变的妇女在应用性激素替代治疗时应密切注意乳腺变化，定期检查乳腺，性激素替代治疗时间一般要小于 5 年。	☐	☐
108. 新研制的选择性雌激素受体调节剂是指能与雌激素受体结合，在不同的组织器官中可产生与雌激素的协同或拮抗作用，从而既可达到治疗目的，又可避免不良反应发生的药物。	☐	☐
109. 雷洛昔芬是选择性雌激素受体调节剂。	☐	☐
110. 雷洛昔芬能降低骨的转换率。	☐	☐
111. 应用雷洛昔芬可以减少骨量的丢失。	☐	☐

答案：

97. 否　98. 否　99. 是　100. 否　101. 是　102. 是　103. 否　104. 否　105. 是　106. 否　107. 否　108. 是　109. 是　110. 是　111. 是

重点提示：

◆ 存在下列情形，应谨慎使用雌激素替代治疗：子宫肌瘤；子宫内膜异位症；尚未控制的糖尿病及严重高血压；血栓栓塞史或血栓形成倾向；胆囊疾病、癫痫、偏头痛、哮喘、高泌乳素血症；乳腺良性疾病；乳腺癌家族史。

◆ 妇女绝经后，卵巢功能停止，并有血脂和脂蛋白改变，总胆固醇、低密度脂蛋白胆固醇与甘油三酯浓度升高而高密度脂蛋白胆固醇浓度降低，这些改变将增加患心血管疾病的危险性。补充雌激素可使高密度脂蛋白胆固醇浓度上升，总胆固醇和低密度脂蛋白胆固醇水平下降，而甘油三酯浓度少量增加。所以，雌激素对高血脂妇女有显著的保护作用。

◆ 雌激素对血管壁有直接作用，它可改善血流，抑制内皮素的血管收缩作用，促进血管扩张，增加心脏输出量，加快动脉血液循环，包括颈动脉和脑的血液循环等，对心脏有保护作用。

◆ 孕激素按化学结构可分为两类：①天然的孕激素为孕酮；②合成的孕激素有两种：一种有较强的抗雌激素作用，其中有甲孕酮（安宫黄体酮），甲地孕酮（妇宁）等，另一种有程度不等的雄激素活性，现常用的有炔诺酮（妇康）及左旋18-甲基炔诺酮。

◆ 使用孕激素应优先选用天然孕酮及17α羟孕酮衍生物，如甲孕酮（安宫黄体酮）。

◆ 利维爱是一种含雌激素、孕激素、雄激素活性的制剂，此药含有明显的孕激素活性，能对抗雌激素的促进子宫内膜生长的作用，对有子宫的妇女应用此药时就不需要加用孕激素。该药适用于需要联合应用雌激素、孕激素、雄激素的对象。

◆ 性激素替代治疗的使用期限决定于应用性激素替代治疗的目的。如用于缓解更年期综合征的症状，可短期使用；如为了防止骨量丢失，需长期使用，可用5~10年或更久，因为停止使用则骨量丢失将会再次出现。

◆ 有乳腺良性病变的妇女在应用性激素替代治疗时应密切注意乳腺变化，定期检查乳腺，性激素替代治疗时间一般要小于10年。

◆ 雷洛昔芬是近年开发成功的选择性雌激素受体调节剂，它在心血管和骨骼中能发挥类似雌激素样的有益作用，而在子宫和乳腺中有拮抗雌激素的不利作用。雷洛昔芬可降低骨转换率，使骨的吸收、破坏有所减少，从而减少骨量的丢失。

自测题目	是	否
112. 雷洛昔芬可以降低血脂浓度。	☐	☐
113. 使用雷洛昔芬进行骨质疏松症预防的患者会引起乳腺癌。	☐	☐
114. 使用雷洛昔芬进行骨质疏松症预防的患者发生子宫内膜癌的危险性较高。	☐	☐
115. 雷洛昔芬适宜用于具有潮热症状的更年期综合征妇女。	☐	☐
116. 静脉血栓栓塞是雷洛昔芬应用时最严重的不良反应。	☐	☐
117. 降钙素的镇痛作用不是特别明显。	☐	☐
118. 降钙素能增加肠钙的吸收，并且能帮助身体保留钙。	☐	☐
119. 降钙素可以减少骨量的丢失，甚至使骨量有轻度增加。	☐	☐
120. 降钙素能降低骨折发生率。	☐	☐
121. 降钙素最适合于骨吸收增加较多、骨转换增加、骨痛和不能或不愿用雌激素的骨量减少、骨质疏松症或骨质疏松症合并有骨折的患者。	☐	☐
122. 并不是所有骨痛、骨质疏松症或骨质疏松症伴骨折的患者都可以应用降钙素。	☐	☐
123. 采用降钙素防治骨质疏松症，主要是促进小肠对钙的吸收作用。	☐	☐
124. 降钙素治疗不会产生抗体。	☐	☐
125. 氯甲双膦酸盐和帕米膦酸二钠已被许多国家批准作为防治骨质疏松症的有效药物，在我国此两种药也已获得批准。	☐	☐
126. 双膦酸盐可使碳酸钙沉积，从而有去污垢的作用。	☐	☐
127. 双膦酸盐可以抑制磷酸钙和草酸钙结晶的形成和聚集，可治疗异位钙化。	☐	☐
128. 膦酸盐类药物很容易被上消化道吸收。	☐	☐

答案：

112. 是 113. 否 114. 否 115. 否 116. 是 117. 否 118. 是 119. 是 120. 是
121. 是 122. 否 123. 否 124. 否 125. 否 126. 是 127. 是 128. 否

重点提示：

◆ 对于那些用雌激素有不良反应或惧怕癌症而不愿应用雌激素的患者及曾患乳腺癌或有乳腺癌家族史的患者可以考虑使用雷洛昔芬，以预防骨质疏松症。

◆ 雷洛昔芬对子宫缺乏雌激素的协同作用。故与雌激素和三苯氧胺相比，雷洛昔芬发生子宫内膜癌的危险性较低。

◆ 雷洛昔芬引起的不良反应，主要有潮热和静脉血栓栓塞。每日服120mg时，潮热的发生率达22%，故其不宜用于具有潮热症状的更年期综合征妇女。

◆ 降钙素具有良好和明显的镇痛作用。由于骨痛的改善，肌肉得以放松，背部僵硬似板的症状可随之消失，活动或步行都有较前轻快的感觉。

◆ 治疗剂量的降钙素可以促进小肠对钙的吸收，并且能帮助身体保留钙量，有利于骨骼的健康。

◆ 鲑鱼降钙素每日鼻喷200国际单位，可使椎体骨折的发生危险降低36%。

◆ 降钙素不论性别，只要有骨痛、骨质疏松症或骨质疏松症伴骨折都可以应用。对原发性骨质疏松症患者，刚绝经的妇女或者70岁以上的老人，即绝经后骨质疏松症和老年性骨质疏松症都可采用。如为继发性骨质疏松症患者，存在骨吸收增加或骨痛明显的情况时，即使是儿童和青壮年患者也都可使用。

◆ 采用降钙素防治骨质疏松症，主要是起到镇痛和抑制骨吸收、降低骨转换率的作用，其次是促进小肠对钙的吸收。

◆ 应用降钙素后有产生抗体的报告，但认为这并不影响治疗的效果。

◆ 羟乙膦酸钠和阿仑膦酸钠已被许多国家批准作为防治骨质疏松症的有效药物，在我国这两种药也已获得批准。氯甲双膦酸盐和帕米膦酸二钠用于治疗畸形性骨炎、肿瘤骨转移和高钙血症已日久，但作为防治骨质疏松症的药物，目前还缺少一系列的研究报道。

◆ 双膦酸盐在上消化道的吸收率甚低，生物利用度（药物剂型中能被吸收进入体循环的药物相对分量及速度，一般用吸收百分率或分数表示）仅1%~5%。

自测题目	是	否
129. 服双膦酸盐类药物与进食的间隔时间至少要 30 分钟，延迟进餐时间越长则药物的吸收越好。	☐	☐
130. 清晨早饭后服用双膦酸盐类药物的吸收较好。	☐	☐
131. 使用橙汁、牛奶或者矿泉水送服双膦酸盐类药物的吸收率高。	☐	☐
132. 大剂量持续应用羟乙膦酸钠，会引起骨矿化不良，时间长了可发生骨软化症。	☐	☐
133. 阿仑膦酸钠防治骨质疏松症的常用治疗剂量不会引起骨矿化不良，因此不会产生骨软化症。	☐	☐
134. 阿仑膦酸钠治疗骨质疏松症时股骨颈骨密度比脊柱骨密度的增加幅度大。	☐	☐
135. 服用阿仑膦酸钠时，药片可以嚼碎或吮服。	☐	☐
136. 应用阿仑膦酸钠时应该加服钙剂，两者可以同时服用。	☐	☐
137. 肾功能有损害的患者可以服用阿仑膦酸钠。	☐	☐
138. 肝脏生成的 25-羟基维生素 D_3 在血液中的浓度是维生素 D 及其代谢产物中最高的，现被认为是衡量维生素 D 营养状态的最佳指标。	☐	☐
139. 1,25-双羟维生素 D_3 又被称为活性维生素 D。	☐	☐
140. 活性维生素 D 具有提高肌肉协调能力和神经反应性的功能，可减少摔跤、跌倒的发生。	☐	☐
141. 无论是防治骨质疏松症还是纠正低钙血症，单独使用钙三醇或阿法骨化醇就可以了。	☐	☐
142. 大剂量使用氟制剂可以防止骨折的发生。	☐	☐
143. 服用氟制剂需要同时补钙。	☐	☐

答案：

129. 是 130. 否 131. 否 132. 是 133. 是 134. 否 135. 否 136. 否 137. 否
138. 是 139. 是 140. 是 141. 否 142. 否 143. 是

重点提示：

◆ 清晨空腹服用双膦酸盐类药物的吸收较好，服药与进食间隔时间的长短也会影响药物的吸收。如服阿仑膦酸钠后 30 分钟进食与服药后 2 小时进食相比，药物的吸收量约减少 40%，因此主张服药与进食的间隔时间至少要 30 分钟，延迟进餐的时间越长则药物的吸收越好。

◆ 服用双膦酸盐类药物应该空腹，同时用 200～300ml 清水送服。如用橙汁、咖啡、牛奶、茶水和矿泉水等送服，药物的吸收率将会减少 60%，另外同时服用钙剂、铁剂和镁剂都会影响双膦酸盐类药物的吸收。

◆ 阿仑膦酸钠治疗骨质疏松症时脊椎骨密度增长较多，其原因是脊椎含有丰富的骨松质，而股骨颈则含较多的骨皮质，骨松质较骨皮质的骨转换率高，所以整体来看骨松质部位的骨量增加较为迅速。

◆ 服用阿仑膦酸钠时一定要用 200ml 清水送服，药片不能嚼碎或吮服，服药后 30 分钟内采取坐位或立位，绝对不能平躺，以减少药物和食管接触的时间，从而减少药物对食管的刺激。

◆ 应用阿仑膦酸钠时，应该加服钙剂，每日补充钙 500～1000mg，但两者不能同时服用，因为钙剂会影响阿仑膦酸钠的吸收。阿仑膦酸钠在早晨不吃早饭空腹时服用，钙剂可安排在进食晚饭和睡前服用。

◆ 阿仑膦酸钠主要通过肾脏排泄，所以严重肾功能不全的患者不能使用。但是，轻度或中度肾功能低下的患者可以服用。

◆ 肾脏生成的 1,25-双羟维生素 D_3 是人体中生物活性最强的维生素 D 代谢产物，能发挥最大的生理效应，因此国际学者们公认它是活性维生素 D。

◆ 无论是防治骨质疏松症还是纠正低钙血症，钙三醇和钙剂都应该同时应用或者阿法骨化醇与钙剂合用，只有这样才能奏效。

◆ 骨质疏松症的骨折发生率的变化与所使用的氟制剂的剂量有关。一般说来，低剂量氟制剂或氟制剂缓释剂可以减少骨折的发生，而服用较大剂量的氟制剂时，尽管能使骨密度增加，但却不能降低甚至会增加骨折的发生率。

◆ 服用氟制剂同时需要补钙，这与使用氟制剂治疗后引起的低钙血症和继发性甲状旁腺功能亢进有关，如果同时补充钙剂和维生素 D 就可以避免低钙血症的发生，有利于骨骼的矿化，防止骨软化。

六、骨质疏松症的预防

自测题目	是	否
1. 在 35 岁以前让骨骼尽量储存更多的钙，对预防和减轻骨质疏松症具有重要意义。	□	□
2. 延缓骨量丢失和防止骨折是防治骨质疏松最好的方法和原则。	□	□
3. 骨质疏松症的治疗比预防更为重要和实际。	□	□
4. 骨质疏松症的预防主要要抓紧两个环节，一是争取获得满意理想的骨峰值；二是预防并减少骨量的丢失。	□	□
5. 预防骨质疏松症要提倡清淡低盐膳食。	□	□
6. 高蛋白饮食有利于骨的健康和防治骨质疏松症。	□	□
7. 预防骨质疏松症应从饮食抓起，学会从饮食中摄取必要的钙质。	□	□
8. 尽可能保存体内钙质，丰富钙库，将骨峰值提高到最大值是预防生命后期骨质疏松症的最佳措施。	□	□
9. 骨质疏松症的二级预防是针对退行性骨质疏松症患者进行的。	□	□
10. 骨质疏松症的预防应从年轻时开始。	□	□
11. 骨质疏松症患者要想预防骨折必须静养。	□	□
12. 与女性相比，男性骨质疏松发生较晚。	□	□

答案：

　1. 是　　2. 是　　3. 否　　4. 是　　5. 是　　6. 否　　7. 是　　8. 是　　9. 否

10. 是　　11. 否　　12. 否

重点提示：

◆ 人在 35 岁以前，骨代谢非常旺盛，摄入的钙很快就被吸收进入骨骼中沉淀，骨骼生成迅速，骨钙含量高，骨骼最为强壮。由于成骨细胞的作用，在此期间骨形成大于骨丢失。40 岁以后，由于胃肠道功能逐渐减退，钙的吸收减少而流失增加，体内的钙呈负平衡。45 岁以后，每 10 年骨骼脱钙率为 3%。在 35 岁以前让骨骼尽量储存更多的钙，对预防和减轻骨质疏松症具有重要意义。

◆ 对骨质疏松症应及早预防，在儿童期就应开始予以重视，保证足量钙的摄入，坚持锻炼，以获得理想的骨峰值；随时避免各种危险因素，预防和减少骨量的丢失，延缓骨质疏松症的发生。一旦骨小梁明显纤细而断裂，就难以使其衔接恢复，所以说预防比治疗更为重要和实际。

◆ 吃盐多，尿钠排出就多，同时尿钙排出也会增多，身体钙丢失增加，骨质疏松症状就会加重。因此提倡清淡低盐的膳食，就可以避免钙过多的丢失，从而预防骨质疏松症。

◆ 蛋白质是构成骨组织的重要成分，如营养不良低蛋白饮食就会影响骨的生长发育和骨量。但应强调进食适量蛋白质才是正确的，因为高蛋白饮食会造成尿钙排出增多，从而使身体丢失钙量增加。

◆ 骨质疏松症的一级预防是指应从儿童、青少年做起，如注意合理膳食营养，多食用含钙、磷高的食品，坚持科学的生活方式。骨质疏松症的二级预防是针对中年人，尤其是绝经后妇女，骨量失丢会加速进行。骨质疏松症的三级预防是针对退行性骨质疏松症患者，强调应积极进行抑制骨吸收、促进骨形成的药物治疗，还应加强防摔、防碰、防绊、防颠等措施。

◆ 运动可以强筋骨，改善骨骼的血液循环，增加骨密度，特别是在户外阳光下活动，还可以增强维生素 D 的合成与吸收，从而有助于钙在体内的吸收与利用。所以，运动对防治骨质疏松症十分必要。如果长期卧床和静坐，就会加速骨质疏松，导致恶性循环。预防骨折的关键在于注意防护，防止意外跌倒。

◆ 与女性相比，男性骨质疏松发生较早，往往自 40 岁左右就开始出现骨量减少，如果在这之后的 10 年内未能给予重视和防治，那么自 50 岁后骨量丢失就更为明显，速度会更快，易引起老年骨质疏松症的发生。

七、骨质疏松症的自我调养

（一）饮食调养

自测题目	是	否
1. 烹饪芹菜、菠菜和苋菜时可将这些菜在沸水中焯一下。	☐	☐
2. 谷类食物发酵以后食用能提高钙的吸收。	☐	☐
3. 由于奶制品含有大量的热量，体形偏胖、需要控制体重的人可以不进食牛奶和奶酪，只使用钙剂。	☐	☐
4. 骨质疏松症患者的膳食应含有丰富的钙，每日至少 5g。	☐	☐
5. 号召全民补钙是有必要的。	☐	☐
6. 每天喝 1L 牛奶就可以满足人体对钙质的需要。	☐	☐
7. 补钙时不需要磷的帮助。	☐	☐
8. 骨质疏松症患者在平衡膳食的过程中要有丰富的钙和维生素，特别是维生素 A、维生素 D、维生素 C、B 族维生素和叶酸。	☐	☐
9. 骨质疏松症患者要低盐饮食，每日食盐量应在 5g 左右。	☐	☐
10. 植物性食物富含优质蛋白质与人体必需的氨基酸。	☐	☐
11. 动物性食物所含的不饱和脂肪酸多。	☐	☐
12. 人体不能合成饱和脂肪酸，必须从动物性食物中摄取。	☐	☐
13. 减少尿钙损失比摄入钙更为重要。	☐	☐
14. 多吃大豆能有助于防治骨质疏松症。	☐	☐

答案：

1. 是　2. 是　3. 否　4. 否　5. 否　6. 否　7. 否　8. 否　9. 是

10. 否　11. 否　12. 否　13. 是　14. 是

重点提示：

◆ 芹菜、菠菜和苋菜的钙含量较高，但这些蔬菜中草酸含量也较高，高草酸会影响钙的吸收，烹饪时可将这些蔬菜在沸水中焯一下，除去部分草酸，以提高钙的吸收。谷类食物中磷含量较高，可在胃肠道与钙形成不溶于水的磷酸盐，影响钙的吸收，这类食物发酵以后食用可提高钙的吸收。

◆ 市场上的许多食品可以提供足量的钙，它们含热量并不高，可以提供足量的钙，又不会使人发胖。合理的饮食可以帮助我们摄入充分的钙质。所以，我们应该重视合理搭配膳食，摄入富含钙的食物。

◆ 骨质疏松症患者的膳食应含有丰富的钙，每日至少 1.5g。每日最好能食用 1L 左右的牛奶或相应的奶制品，也可以食用豆类、豆制品及坚果等含钙丰富的食物或服用钙片等方式来补充钙。

◆ 我国居民膳食结构的特点，即牛奶及奶制品摄入量较少。从全国的大面积调查看，钙的平均摄入量大约相当于建议摄入量的 1/2～2/3，但这是平均值，并不是说人人都摄入不足，因此，号召全民补钙是没有必要的。

◆ 合理的膳食结构，多摄入含钙高的食品是预防缺钙的根本措施。牛奶和豆制品是钙质的良好来源。100ml 牛奶中含有 80～100mg 的钙，如果每天喝 200ml 牛奶就可以满足人体对钙质的需要。在条件允许的情况下，应多喝牛奶。其次应多喝豆浆，多吃豆腐等豆制品。

◆ 补钙还需要磷的适当帮助，构成人体骨骼的钙磷比例为 2:1，而钙与磷都是从饮食中获得，当饮食中钙磷比例适合骨骼要求，人体对钙的吸收才最好。

◆ 骨质疏松症患者在平衡膳食的过程中要有丰富的钙和维生素，特别是维生素 A、维生素 D、维生素 C 及 B 族维生素。

◆ 动物性食物富含优质蛋白质与人体必需的氨基酸，而植物性食物除大豆富含优质的大豆蛋白外，植物性食物中人体所必需的氨基酸含量少而且不齐全。动物性食物所含的饱和脂肪酸多，植物性食物中则富含不饱和脂肪酸。人体必需脂肪酸必须从植物性食物中摄取。

◆ 大豆中的异黄酮有助于保持骨骼的质量，多吃大豆有助于防治骨质疏松症。

自测题目	是	否
15. 长期食用豆角的人需要补充微量元素锌。	□	□
16. 急性胃炎和慢性浅表性胃炎患者及胃和十二指肠溃疡患者可以适当食用豆制品。	□	□
17. 菠菜不能与豆腐、牛奶、高脂类食物一同食用。	□	□
18. 菠菜可以与猪肥肉等高脂肪食物同食。	□	□
19. 用高压锅烹调或蒸菜时，营养物质的损耗要比煮菜少。	□	□
20. 用微波炉加热食物，有益于保存食物中的无机盐。	□	□
21. 骨质疏松症患者最好饮用脱脂牛奶。	□	□
22. 牛奶中加入维生素 A、维生素 D，可增加人体对钙、磷的吸收。	□	□
23. 人体饮用牛奶后需要乳糖酶来消化乳糖。	□	□
24. 骨质疏松症患者最好不要饮茶。	□	□
25. 禽类食物中含有较高的钙，是钙的优质来源，而含磷较少。	□	□
26. 吃肉制品的时候，最好不要选那些比较咸的熟食。	□	□
27. 绝经后骨质疏松症患者食用的食品应加量，以便增加营养物质。	□	□
28. 人体对钙的吸收是与膳食钙的含量呈正比的。	□	□
29. 中老年人摄入乳糖易消化吸收。	□	□
30. 某些氨基酸如赖氨酸、色氨酸、精氨酸等能明显增加钙的吸收，尤以色氨酸最为明显。	□	□

答案：

15. 是　16. 否　17. 是　18. 否　19. 是　20. 是　21. 是　22. 是　23. 是
24. 否　25. 否　26. 是　27. 否　28. 否　29. 否　30. 否

重点提示：

◆豆角中含有胰蛋白酶抑制剂、皂苷和红细胞凝集素，这些都是对人体不好的物质。对付它们的最好方法就是将豆角煮熟，长期食用豆角的人还需要补充微量元素锌。

◆急性胃炎和慢性浅表性胃炎患者及胃和十二指肠溃疡患者不宜食用豆制品，以免刺激胃酸分泌过多加重病情或者引起胃肠胀气。

◆菠菜内含有草酸，可与豆腐、牛奶中的钙形成不易吸收的草酸钙，从而影响钙的吸收，因而菠菜不宜与豆腐、牛奶等食物一同食用。菠菜也不宜与猪肥肉等高脂肪食物一同食用，二者同食可以形成不易被吸收的脂肪酸钙，从而影响钙的吸收。

◆普通牛奶中含有饱和脂肪酸，摄入过多会提高血清胆固醇水平，导致动脉粥样硬化，所以骨质疏松症患者最好饮用脱脂牛奶。

◆茶叶在防治骨质疏松症方面有其独特的作用。产生该作用的机制可能是茶叶中所含的微量元素和营养物质所发挥的作用。长期适当的饮茶有助于预防骨质疏松症的发生或延缓病程。

◆禽类食物中含有较高的磷，是磷的优质来源，但含钙较少，所以进食禽类食物时应加食含钙较高的食物。

◆吃肉制品的时候，最好不要选那些比较咸的熟食。这类食物中钠含量较高，钠通过肾脏排泄时也会带走一定的钙，可造成钙流失。

◆骨质疏松症患者，饮食必须适量，暴饮暴食除了对胃肠道有损害外，也不利于营养物质的吸收。一次进食过多，虽然营养物质很多，但身体不能有效地吸收和利用，只能将过多的部分排出体外，因而无益于纠正骨质疏松。

◆人体对钙的吸收不是与膳食钙的含量呈正比的。人体对膳食钙的吸收有一个阈值，膳食钙摄入的增加超过这个阈值，吸收率相对下降，当限制膳食钙量，钙的吸收会加速，甚至比摄入钙充裕的膳食时的吸收率还要高。

◆足量的乳糖，可促使人体贮备较多的膳食钙，但中老年人摄入乳糖不易被消化吸收，容易引起腹胀、腹泻。

◆某些氨基酸如赖氨酸、色氨酸、精氨酸等能明显增加钙的吸收，尤以赖氨酸最为明显。

自测题目	是	否
31. 青霉素、新霉素等能减少钙的吸收。	☐	☐
32. 碱性药物或含碱量多的食品，可使钙的吸收增强。	☐	☐
33. 在晚饭后喝牛奶较为适宜，同时还能改善失眠。	☐	☐
34. 补充钙剂最好在饭前空腹服用。	☐	☐
35. 富含维生素 D 的食物有乳制品、海鱼、蛋类、动物的肝脏等，乳制品中尤为丰富。	☐	☐
36. 成人每日进食含 400 单位维生素 D 的食物，就可使钙、磷被充分吸收与利用。	☐	☐
37. 虾对肾阴不足所致的骨质疏松症尤为适宜。	☐	☐
38. 蟹与柿子不宜同食，以免腹泻。	☐	☐
39. 脾胃虚寒者不宜吃蟹，患有皮肤湿疹、癣症、皮炎、疮毒及皮肤瘙痒症者也应忌食。	☐	☐
40. 蚌肉含多种人体必需的营养物质，尤其是磷含量高，以其内鳃板及外鳃板的磷含量为最多。	☐	☐
41. 海蜇对骨质疏松症合并有高血压的患者尤为适宜。	☐	☐
42. 消化能力较差的人及大便稀溏者不宜多食海参。	☐	☐
43. 海虹对骨质疏松症伴有甲状腺功能减退患者更为适宜。	☐	☐
44. 脾胃虚弱、消化不良、大便稀溏者应慎食干贝。	☐	☐
45. 紫菜对肾阳不足型骨质疏松症患者及合并动脉粥样硬化、高血压、高脂血症的骨质疏松症患者尤为适宜。	☐	☐
46. 冬季食用紫菜更佳。	☐	☐
47. 蘑菇对骨质疏松症伴有肥胖症患者十分有利。	☐	☐
48. 香菇可防治因缺乏钙及缺乏维生素 D 而引起的佝偻病和骨质疏松症等疾病。	☐	☐

答案：

31. 否   32. 否   33. 否   34. 否   35. 否   36. 是   37. 否   38. 是   39. 是
40. 否   41. 是   42. 是   43. 否   44. 是   45. 否   46. 否   47. 是   48. 是

重点提示：

◆ 有些抗生素如青霉素、新霉素等能增加钙的吸收。碱性药物或含碱量多的食物，可使钙的吸收率降低。

◆ 牛奶中含钙量最高，食入后肠道对钙的吸取在餐后3~5小时即能完成。尿中有钙排出，其主要为血液中转入尿液的钙，夜间入睡后空腹排的尿钙，则几乎完全来自骨钙的丢失。故睡前喝牛奶较为适宜，且临睡前喝牛奶还能改善失眠。

◆ 补充钙剂最好不要在空腹时服用，否则会吸收不佳，应在饭后服用。

◆ 维生素D广泛存在于动物的体内。富含维生素D的食物有乳制品、海鱼、蛋类、动物的肝脏等，鱼类的肝脏中尤为丰富。

◆ 虾味甘、性温，具有补肾壮阳、补钙壮骨、健脾化痰、益气通乳等的功效，所以对肾阳不足所致的骨质疏松症患者尤为适宜。

◆ 蚌肉含有钙、磷、铁、维生素A、维生素B_1、维生素B_2及蛋白质、脂肪、糖类等多种人体必需的营养物质，尤其是钙含量高，以其内鳃板及外鳃板的钙含量最多。

◆ 海蜇头原液有类似乙酰胆碱的作用，能减弱心肌收缩力，降低血压，扩张血管，所以海蜇对骨质疏松症合并有高血压的患者尤为适宜。

◆ 因为海虹中含有大量的碘，所以对骨质疏松症伴有甲状腺功能亢进患者更为适宜。

◆ 由于干贝肉质硬，不易被消化吸收，所以脾胃虚弱、消化不良、大便稀溏者慎食。

◆ 紫菜性寒、味甘、咸，可补肾养心、降低胆固醇、降低血压。经观察，紫菜对肾阴不足型骨质疏松症患者及合并动脉粥样硬化、高血压、高脂血症的骨质疏松症患者尤为适宜。夏季食用更佳。

◆ 100g香菇含有12800国际单位的维生素D，所以常进食香菇，不但使机体可以很好地吸收钙，补充维生素D，而且有利于体内血钙平衡及骨骼的矿化，对人体健康大有益处，可防治因缺乏钙及缺乏维生素D而引起的佝偻病和骨质疏松症等疾病。

自测题目	是	否
49. 猪肝中维生素 A 含量在肉类食物中居首位。	□	□
50. 经常食用富含维生素 C 的动物肝脏等食物可以有效地预防和治疗骨质疏松症。	□	□
51. 豆浆可以与鸡蛋一起煮。	□	□
52. 喝豆浆时可以加红糖调味。	□	□
53. 用石膏点卤制作的豆腐含钙较高，对防治骨质疏松症尤其适宜。	□	□
54. 嘌呤代谢失常的痛风患者、血尿酸浓度增高者应禁止食用豆腐。	□	□
55. 患者在服用四环素类药物时，不宜吃豆腐。	□	□
56. 吃扁豆一定要煮熟、煮烂、煮透。	□	□
57. 大枣中维生素 E 的含量最多。	□	□
58. 在刺梨中，维生素 C 是参与骨骼代谢的重要物质。	□	□
59. 鸡蛋的蛋黄中含有较多的维生素 D。	□	□
60. 板栗对中老年骨质疏松症所引起的腰背酸痛、下肢乏力等症状有较好的缓解作用。	□	□
61. 卷心菜对骨质疏松症伴有消化性溃疡、动脉粥样硬化、胆石症、习惯性便秘者尤为适宜。	□	□
62. 经常吃萝卜，有利于防治骨质疏松症，对伴有慢性支气管炎、肥胖症、糖尿病患者更为适宜。	□	□
63. 对于一个成年人维生素的需要量，每日吃上 150g 萝卜，就可满足。	□	□

答案：

49. 否 50. 否 51. 否 52. 否 53. 是 54. 否 55. 是 56. 是 57. 否

58. 是 59. 是 60. 是 61. 是 62. 是 63. 否

重点提示：

◆ 羊肝的营养意义相当于猪肝，而其各种维生素含量均高于猪肝，尤其是维生素 A 含量为猪肝的 3 倍，在肉类食物中居首位。

◆ 维生素 A 缺乏可使肾小管上皮损伤，影响钙的重吸收，刺激甲状旁腺代偿性增生，可引起继发性甲状旁腺功能亢进，使甲状旁腺激素分泌过多，从而造成骨质疏松。经常食用富含维生素 A 的动物肝脏等食物可以有效地预防和治疗骨质疏松症。

◆ 一部分人在喝豆浆时喜欢与鸡蛋同煮，这样做不科学。鸡蛋中的黏性蛋白容易与豆浆中的胰蛋白酶发生反应，可产生不能被人体所吸收的物质，从而失去鸡蛋和豆浆应有的营养价值。而且，豆浆不能加红糖调味，这是由于红糖里的有机酸能和豆浆中的蛋白质结合，产生变性沉淀物。

◆ 因豆腐中含嘌呤较多，所以，嘌呤代谢失常的痛风患者、血尿酸浓度增高者应慎食豆腐。在服用四环素类药物时，也不宜吃豆腐。

◆ 由于白扁豆含有一种凝血物质和溶血性皂素，要是不煮透，半生半熟吃了，就会出现中毒现象，临床上多见头昏、头痛、恶心、呕吐等中毒症状。因此，吃扁豆一定要煮熟、煮烂、煮透。

◆ 在 100g 鲜枣中维生素 C 含量可达 540~972mg；此外，大枣中还含有维生素 B_1、维生素 B_2、烟酸以及胡萝卜素、维生素 P、维生素 E 等多种人体所需的维生素。

◆ 刺梨中的维生素 C 是参与骨骼代谢的重要物质，维生素 C 在肠道内容易与钙离子结合，有利于钙离子通过肠黏膜而被吸收进入血液，从而促使钙在骨骼上沉积。

◆ 鸡蛋的蛋黄中含有较多的维生素 D，维生素 D 在人体内有促进肠道吸收钙，促进肾小管对钙的重吸收和调整血钙浓度的重要生理功能，维生素 D 不足时人体钙的吸收率降低。

◆ 板栗性温、味甘，中医认为若常食用，具有良好的补肾壮阳、强筋健骨的功效，对中老年骨质疏松症所引起的腰背酸痛、下肢乏力等症状有较好的缓解作用。

◆ 对于一个成年人维生素的需要量，每日吃上 250g 萝卜，就可满足。所以经常吃萝卜，有利于防治骨质疏松症，对伴有慢性支气管炎、肥胖症、糖尿病患者更为适宜。

（二）起居调养

自测题目	是	否
1. 适度的日晒可以促进皮肤制造维生素 D，对骨骼大有益处。	□	□
2. 绝经后骨质疏松症患者生活要有规律性。	□	□
3. 骨质疏松症患者的居住环境要注意地面上无障碍物，以减少摔倒的机会。	□	□
4. 慢性疾病长期卧床者若出现压疮（旧称褥疮），一般常规为每天翻身两次，同时注意患者病变局部的卫生，并在病变局部施以按摩。	□	□
5. 类风湿关节炎性骨质疏松症患者应通常通风，呼吸新鲜空气。	□	□
6. 补肾方药能抑制破骨细胞的骨吸收活动，同时还能使成骨细胞增生，促进骨形成。	□	□
7. 胃肠道疾病引起消化吸收不良时，会影响钙及维生素 D 的吸收，引起骨质疏松症。	□	□
8. 临床应用健脾调脾法治疗胃肠道疾病和改善中老年人的消化吸收功能，行之有效。	□	□
9. 利尿剂、四环素、异烟肼、抗癌药、泼尼松（强的松）等药物均可增强骨骼的代谢。	□	□
10. 蜡疗法治疗骨质疏松症的主要途径是通过温热作用和机械作用，从而达到防治骨质疏松症的目的。	□	□
11. 泥疗法的作用原理中，机械作用是泥治病的主要因素。	□	□
12. 日光浴中，红外线能促进维生素 D 的合成，从而保证钙、磷代谢的正常，促进骨的形成，有防治骨质疏松症的作用。	□	□
13. 日光浴中，紫外线可透过皮肤到皮下组织，起到加温的作用。	□	□
14. 骨质疏松症患者要想产生人体生理所需的维生素 D，必须长时间的在阳光下暴晒。	□	□

答案：

1. 是 2. 是 3. 是 4. 否 5. 否 6. 是 7. 是 8. 是 9. 否
10. 是 11. 否 12. 否 13. 否 14. 否

重点提示：

◆ 骨质疏松症患者应多晒太阳，每日应至少有15~60分钟的户外活动，晒太阳可以促进皮肤制造维生素D，帮助身体中钙的吸收，强化骨骼。

◆ 绝经后骨质疏松症患者生活要有规律性。规律的生活能够有计划地安排每天的事物，消除对突发事物的紧张情绪。规律的生活能合理地安排每天的运动、饮食以及药物治疗，可有效地防治骨质疏松症。规律的生活能消除不良习惯，如吸烟、饮酒、饮浓咖啡等，这也有助于骨质疏松症的治疗。规律的生活有助于树立患者战胜疾病的信心，并且能使患者努力实现其目标。

◆ 慢性疾病长期卧床者若出现压疮（又称褥疮），一般常规为每1~2小时翻身一次，同时注意患者病变局部的卫生，并在病变局部施以按摩。

◆ 类风湿关节炎临床表现为四肢关节疼痛或腰背疼痛，关节筋骨屈伸不利，活动受限，四肢畏寒，疼痛得温则缓，遇寒加重。因此，类风湿关节炎性骨质疏松症患者应避免风寒，注意保暖，提高身体素质，增强抗病能力。

◆ 中老年人应慎用药物，如利尿剂、四环素、异烟肼、抗癌药、泼尼松（又称强的松）等，这些药物均可影响骨骼的代谢。

◆ 根据蜡疗法的作用原理，可以知道这种方法治疗骨质疏松症的主要途径是通过温热作用和机械作用，温度的刺激可改善机体的血液循环状态，机械作用可调整肌肉、韧带等软组织的张力，从而调节机体的各器官功能，达到防治骨质疏松症的目的。

◆ 泥疗法的作用原理有温热作用、机械作用、化学作用和其他作用。其中，温热作用是泥治病的主要因素，治疗泥的热容量小，并有一定可塑性与黏滞性，几乎无对流，故导热性较差，保温能力较好，与皮肤接触时向机体传热缓慢，所以，泥温对机体可起温热作用。

◆ 日光浴对人体很有好处，其对身体起作用主要是靠用肉眼看不到的红外线和紫外线，红外线可透过皮肤到皮下组织，起到加温的作用，使血管扩张，促进血液循环和全身的新陈代谢，可提高心肺的功能、体温调节中枢的灵活性，还可加强机体的耐热能力；紫外线能促进维生素D的合成，从而保证钙、磷代谢的正常，促进骨的形成，有防治骨质疏松症的作用。

◆ 骨质疏松症患者每日光照15~30分钟，即可产生人体生理所需的维生素D，故一般在阳光下暴晒的时间不宜过长。

自测题目	是	否
15. 日光浴一般夏季以上午 8~10 时，下午以 13~15 时较为适宜。	☐	☐
16. 骨质疏松症患者进行全身日光浴时，应保护好头部和眼睛。	☐	☐
17. 饭前、饭后都可以进行日光浴。	☐	☐
18. 日光浴应与食物营养摄入相结合，特别要增加高钙食物的摄入量，这对防治骨质疏松症十分有益。	☐	☐
19. 泌尿系统感染的预防和处理在骨质疏松性骨折的治疗中占有重要地位。	☐	☐
20. 伴有脊髓损伤的骨质疏松症患者，应每日争取饮水 2000ml 以上。	☐	☐
21. 严重骨质疏松症患者行走时应拄拐或由他人搀扶，以减少摔倒的机会，避免骨折的发生。	☐	☐
22. 胸椎、腰椎压缩性骨折患者无不适感觉时，可以活动椎体，还可以尝试尽量弯腰。	☐	☐

答案：

15. 否 16. 是 17. 否 18. 是 19. 是 20. 否 21. 是 22. 否

重点提示：

◆ 日光浴要根据不同的季节与地区确定光照的时间。一般夏季以上午8~10时，下午以16~18时较为适宜；冬季可以到户外晒太阳或散步。

◆ 骨质疏松症患者进行全身日光浴时，应保护好头部，否则会产生头痛、心慌、恶心等不适感；也应注意保护好眼睛，以免损伤视网膜，造成视力减退，甚至失明等严重后果，最好戴上墨镜。

◆ 饭前、饭后不宜"晒太阳"，也不宜在阳光直射下看书、睡觉。

◆ 泌尿系统感染是骨质疏松性骨折患者较为常见的并发症。创伤后的长期卧床、截瘫、泌尿道的损伤（如肾挫裂伤、膀胱损伤、尿道损伤等），如果处理不当，很容易并发泌尿系统感染。泌尿系统感染反复发作，甚至可以导致肾损害，造成严重后果。因此，泌尿系统感染的预防和处理在骨质疏松性骨折的治疗中占有重要的地位。

◆ 伴有脊髓损伤的骨质疏松症患者，应每日争取饮水3000ml以上。

◆ 胸椎、腰椎压缩性骨折使胸椎、腰椎椎体前窄后宽，呈"楔状"改变，患者必须保持胸椎、腰椎过度后伸，以使椎体前缘保持一定张力，如果前屈弯腰使椎体变窄的前缘受压，则会出现疼痛，不利于被压缩的椎体前缘恢复原形。所以，胸椎、腰椎压缩性骨折无不适感觉时，可以活动椎体，但最好不要过度弯腰。

（三）运动调养

自测题目	是	否
1. 老年人更应参加运动，经常锻炼。	☐	☐
2. 长期循序渐进的运动，不仅可以减缓骨量的丢失，还可以明显提高骨盐含量。	☐	☐
3. 对于老年人，一般的步行比慢跑和快跑更利于脊柱和髋部骨骼的骨密度的增加。	☐	☐
4. 老年人进行负重运动等机械刺激不利于骨的生长。	☐	☐
5. 就防治骨质疏松症而言，爬楼梯远远不够。	☐	☐
6. 过量的运动会增加骨质疏松症的危险。	☐	☐
7. 在各项锻炼中，跳跃运动是预防骨质疏松症的最佳方法。	☐	☐
8. 在进行跳跃运动时，应注意有关节炎的人不可进行跳跃运动。	☐	☐
9. 已患了骨质疏松症的人，也可以适当地做跳跃运动。	☐	☐
10. 选择早上锻炼比晚上锻炼好。	☐	☐
11. 骨质疏松症患者在运动前应先做好准备活动，包括活动身体各部关节、肌肉等。	☐	☐
12. 骨质疏松症患者散步时应快步走，以出汗为宜。	☐	☐
13. 骨质疏松症患者慢跑速度以每分钟150m为宜，每次慢跑时间以20分钟左右为宜。	☐	☐
14. 游泳可直接刺激骨骼、肌肉，可调节骨代谢，对维持骨量、防止骨量丢失大有好处，从而可达到防治骨质疏松症的目的。	☐	☐
15. 骨质疏松症患者应采取活动量大、动作剧烈的游泳姿势。	☐	☐
16. 初学游泳者最好从冬天开始。	☐	☐

答案:

1. 是　2. 是　3. 否　4. 否　5. 是　6. 是　7. 是　8. 否　9. 否
10. 否　11. 是　12. 否　13. 否　14. 是　15. 否　16. 否

重点提示:

◆70 岁老人的肌肉量约只有其 20 岁时的 60%。但老年人通过运动能使肌肉增长和强壮。大约 2/3 的老年人不运动或极少参加运动,这样会使得他们的肌肉量减少或虚弱,容易发生骨量减少和骨质疏松症。老年人运动与骨量的关系比年轻人更密切。因此老年人更应参加运动,经常锻炼。

◆老年人在决定参加运动前,应该先征求医生的意见,应根据自身的体力和心功能来制订运动方案。通过负重运动等机械刺激可以刺激骨形成,某部位的骨骼负重运动有益于刺激该部位的骨形成。所以慢跑和快跑比一般的步行更利于脊柱和髋部骨骼的骨密度的增加。

◆规律的负重运动有益于年轻人在成年后达到峰值的骨量。但是运动量不宜过大,过量的运动会增加骨质疏松症的危险。

◆在各项锻炼中,跳跃运动是预防骨质疏松症的最佳方法。经研究发现女性每天进行上下跳跃,坚持 1 年后都出现了骨质密度的增加,最易发生骨折的髋部骨骼,骨质的密度竟增加了 3%。科学家认为:这是由于在进行跳跃运动时,不仅加速了全身的血液循环,而且地面的冲击力更可激发骨质的形成。

◆有关节炎的人也可进行跳跃运动,但在急性炎症期或肿胀疼痛较重时,必须停止。已患了骨质疏松症的人,不可做跳跃运动,但可以参加散步、徒手体操、太极拳等活动。

◆选择下午或晚上进行锻炼的理由有:①晚上植物不进行光合作用,所以早晨空气并不新鲜;②晚上睡觉时,人体新陈代谢减慢,脉搏、呼吸频率降低,血压下降,早晨才开始逐渐恢复,早晨起床后即进行运动锻炼,身体难以适应,甚至可以诱发严重的心血管疾病;③经过一夜食物已经消化完,空腹进行运动锻炼,会导致低血糖。如果晚饭后 1~2 小时进行运动锻炼,则能避免上述不利因素。

◆骨质疏松症患者散步宜缓不宜急,应缓步而行,放松全身,自然摆动手臂,手脚合拍,呼吸和谐,心怡神悦。每分钟约行 60~70 步,可使人情绪稳定,消除疲劳,亦有健胃助消化之功效。运动量应以劳而不倦,见微汗为度。

◆骨质疏松症患者慢跑速度以每分钟 100~120m 为宜。每次慢跑时间以 10 分钟左右为宜。骨质疏松症患者应采取活动量小、动作不太剧烈的游泳姿势,如仰泳、蛙泳等。游泳的水温不宜过低,水温过低容易引发脑血管意外,初学者最好从夏天开始。

（四）心理调养

自测题目	是	否
1. 积极的心理因素可以调动人体的内在潜能，调节人体代谢和内分泌功能，从而达到防病治病的作用。	□	□
2. 良好的情绪，积极向上的心理因素，有助于胃肠疾病性骨质疏松症的痊愈。	□	□
3. 对绝经后骨质疏松症患者进行合理有效地心理调节，能够充分调动患者的主观能动性，配合医生的治疗。	□	□
4. 伴有高血压、动脉粥样硬化的偏瘫患者平时一定要注意控制情绪。	□	□
5. 对于自怨自艾型患者，最重要的是给予安慰、支持，讲清疾病的预后，使他们重新认识到自己的价值，消除心理负担，真正做到愿意与他人进行心灵交流。	□	□
6. 怨天尤人型患者易导致各种并发症的发生。	□	□
7. 对于服从依赖型患者，应该在病情许可的情况下，鼓励他们活动和锻炼，鼓励他们对自己提出一定的要求，相信自己的力量和机体的抗病能力，主动与疾病作斗争。	□	□
8. 对于甲状腺功能亢进性骨质疏松症患者，家属在平时应多进行开导，让患者心情保持舒畅。	□	□
9. 在疲劳、焦虑、失望、激动时，体内血糖会下降。	□	□
10. 心理因素加重糖尿病，表现为记忆力减退、健忘、注意力不集中、焦躁、忧郁等症状。	□	□
11. 一般在长期应用激素治疗疾病时，既要认识到激素的重要性，又要了解激素可能带来的不良反应，对激素可能引起的不良反应，要尽量避免。	□	□
12. 一般在长期应用激素治疗疾病时，尽量采用剂量大、作用时间长的药物，尽量使用口服方式给药。	□	□
13. 应用抗癫痫药、肝素引起的骨质疏松症患者首先要树立战胜疾病的信心，不要因为药物易引起骨质疏松症，就不吃药了，而应该尽量以锻炼、补充营养物质等方面的调养来预防和治疗骨质疏松症。	□	□

答案：

1. 是   2. 是   3. 是   4. 是   5. 是   6. 否   7. 是   8. 是   9. 否
10. 是   11. 是   12. 否   13. 是

重点提示：

◆ 良好的情绪，积极向上的心理因素，有助于胃肠疾病性骨质疏松症的痊愈。现代研究表明，良好的情绪能够调节受迷走神经支配的胃肠功能。人在心情舒畅的时候，食欲较好，很愿意参加运动。相反，低落的情绪，消极的心理，如忧郁、烦恼，会加重胃肠疾病性骨质疏松症。

◆ 偏瘫患者常常伴有高血压、动脉粥样硬化，所以平时一定要注意控制情绪，不要大悲大喜或过于忧伤、急躁。因为情绪激动易导致血压升高，还可加重动脉粥样硬化的程度，甚至会因为情绪激动再次出现脑血管意外，从而加重疾病，甚至会危及生命。

◆ 由于服从依赖型患者太安心于做一个患者，全心全意地相信医生，依赖治疗，不相信也不愿发挥自己的力量，习惯于休养生活，心安理得地接受他人的照顾，毫无恢复正常的心理准备，甚至害怕重返正常的生活，不愿意进行功能锻炼和各种康复性治疗，这样易导致各种并发症的发生，如失用性肌萎缩、关节僵硬、泌尿系统感染等。对这类患者，在病情许可的情况下，要鼓励他们活动和锻炼，鼓励他们对自己提出一定的要求，相信自己的力量和机体的抗病能力，主动与疾病作斗争。

◆ 糖尿病患者应养成心境开朗，性情豁达，遇事坦然处之的性格。实验证明，在疲劳、焦虑、失望、激动时，体内血糖往往会上升。心理因素促发加重糖尿病，表现为记忆力减退、健忘、注意力不集中、焦躁、忧郁等症状。反之，糖尿病的症状又可加重心理障碍，以致出现恶性循环。

◆ 一般在长期应用激素治疗疾病时，既要认识到激素的重要性，又要了解激素可能带来的不良反应，对激素可能引起的不良反应，包括骨质疏松等，要尽量避免。如尽量采用剂量小、作用时间短的药物，尽量选择使用其他方式给药（如吸入或外用剂型）的药物。

八、骨质疏松性骨折

自测题目	是	否
1. 骨质疏松症患者发生骨折最常见的部位是下胸段胸椎和上腰椎椎体、髋部（股骨大转子间、股骨颈）、桡骨远端等处。	☐	☐
2. 下胸段胸椎和上腰椎椎体压缩性骨折多发生于扭转身体等活动时，临床表现为腰背部持续性钝痛，脊柱后凸，不能翻身侧转，局部有叩击痛。	☐	☐
3. 髋部骨折典型的受伤姿势是平地滑倒，髋关节旋转内收，臀部先着地。	☐	☐
4. 大部分骨质疏松症髋部骨折患者都需要早期手术固定，甚至全髋关节置换。	☐	☐
5. 骨质疏松症下胸段胸椎和上腰椎椎体压缩性骨折最为严重。	☐	☐
6. 多数骨质疏松症骨折患者无明显特征性或自觉性症状和体征，骨折往往成为其首次加以关注的临床表现或就诊的原因。	☐	☐
7. 骨质疏松症脊柱椎体骨折，依骨折后的形状改变可分为楔形骨折、压缩形骨折、双凹畸形骨折。	☐	☐
8. 骨质疏松症脊柱椎体骨折中，平行压缩骨折的 X 线片征象最常见，多见于胸椎和腰椎移行部位中心的区域。	☐	☐
9. 骨质疏松症脊柱椎体骨折中，楔形骨折可发生于脊柱的任何部位，但以胸椎的发生率高。	☐	☐
10. 骨质疏松症脊柱椎体骨折中，双凹畸形主要发生于腰椎椎体，可多个椎体同时发生。	☐	☐
11. 骨质疏松症髋部骨折主要包括股骨大转子间、股骨颈骨折。	☐	☐
12. 部分股骨颈骨折患者在最初的 X 线片上不能显示骨折，有时如果骨折没有明显移位，普通 X 线片也很难发现骨折。	☐	☐
13. 骨质疏松症四肢骨骨折中，前臂尺骨是好发部位。	☐	☐
14. 骨质疏松症骨折早期的主要并发症有脂肪栓塞、坠积性肺炎、重要血管损伤、神经系统损伤。	☐	☐

答案：

1. 是　2. 否　3. 是　4. 是　5. 否　6. 是　7. 是　8. 否　9. 否
10. 是　11. 是　12. 是　13. 否　14. 否

重点提示：

◆ 下胸段胸椎和上腰椎椎体压缩性骨折多发生于扭转身体等活动时，临床表现为腰背部突然的锐痛，脊柱后凸，不能翻身侧转，局部有叩击痛。

◆ 由于髋部骨折是跌倒直接受力于髋部所致，因此患者的疼痛症状明显。疼痛会进一步加重运动功能障碍程度。而且大部分骨质疏松症髋部骨折患者都需要早期手术固定，甚至全髋关节置换。髋部骨折患者住院治疗和恢复期长，在愈合过程中常有并发症发生，且功能恢复较慢。因此，髋部骨折在骨质疏松症骨折中是最为严重的一种骨折。

◆ 骨质疏松症椎体骨折依骨折后的形状改变可分为楔形骨折、压缩形骨折、双凹畸形骨折。楔形骨折时，可见椎体前缘骨皮质骨折，椎体上骨性终板向前方塌陷与倾斜，致使椎体呈楔形变，这种征象X线片最常见，多见于胸椎和腰椎移行部位中心的区域；压缩形骨折时，外周骨皮质骨折而使骨松质受累，与上下相邻的非压缩形椎体相比，椎体高度减少20%以上，呈扁平状，可发生于脊柱的任何部位，但以胸椎的发生率高，常与楔形变混合存在；双凹畸形（鱼椎样变）骨折表现为椎体上、下骨性终板凹陷，椎体中央高度与前后缘高度相比减少20%以上，椎体呈凹形，状似鱼椎骨，主要发生于腰椎椎体，可多个椎体同时发生。

◆ 骨质疏松症四肢骨骨折中，桡骨远端是其好发部位，一般有明确的外伤史，X线片上骨折表现明显。其他一些四肢骨骨质疏松症骨折包括微骨折，如跖骨、趾骨的疲劳性骨折。

◆ 骨质疏松症骨折的并发症可以发生在骨折早期，也可发生在骨折愈合过程中。骨折早期主要并发症有脂肪栓塞、重要脏器损伤、重要血管损伤和神经系统损伤。骨折愈合过程中主要并发症有坠积性肺炎、压疮、关节僵硬、愈合延迟或骨不连、骨质疏松症严重程度加重和再发骨折。

自测题目	是	否
15. 如果受了外伤，而感到背痛、腰痛，甚至双下肢不能活动、大小便失禁等，应怀疑脊柱有骨折的可能。	☐	☐
16. 怀疑脊柱有骨折的可能时，应立即弯腰、坐起或让别人抱起来。	☐	☐
17. 佝偻病或软骨病患者应多晒太阳，食富含钙和维生素 A 的食物。	☐	☐
18. 佝偻病或软骨病患者恢复较慢，一般 1~2 年左右才可逐渐好转。	☐	☐
19. 骨质疏松症患者的骨折多见于椎体（胸椎、腰椎）、股骨上端和桡骨远端。	☐	☐
20. 骨质疏松性骨折的愈合时间较外伤性骨折长。	☐	☐
21. 骨质疏松症患者的椎体压缩性骨折一般发生在第 5~9 胸椎和第 1~4 腰椎。	☐	☐
22. 骨质疏松症患者的椎体压缩性骨折最常见于负重较大的部位，如第 8~10 胸椎和第 3~4 腰椎处。	☐	☐
23. 骨质疏松症引起的单纯椎体压缩性骨折可以保守治疗。	☐	☐
24. 骨质疏松症患者的胸椎、腰椎椎体骨折均需要采用手术治疗。	☐	☐
25. 对急性单纯椎体楔形压缩性骨折患者的治疗必须用硬板床，采取仰卧位，腰部应进行适当拉伸。	☐	☐
26. 对怀疑有脊椎骨折的患者可以适当采用按摩的方法。	☐	☐
27. 股骨颈骨折时患侧髋关节疼痛，患者不能站立，不敢活动，移动患肢时疼痛加重，平卧后患肢多有短缩和外旋畸形，髋关节区有压痛，大粗隆和足跟部有叩痛。	☐	☐
28. 股骨颈骨折的治疗主要根据骨折的类型、患者的年龄、身体情况以及医院的条件而实行手术治疗。	☐	☐
29. 股骨颈骨折的手术治疗有复位内固定和人工股骨头置换术。	☐	☐
30. 股骨颈骨折愈合很慢，需 1 年左右。	☐	☐

重点提示：

◆ 如果受了外伤，而感到背痛、腰痛，甚至双下肢不能活动、大小便失禁等，应怀疑脊柱有骨折的可能。此时，千万不要乱动，不能转动脖子，不能弯腰、坐起，也不要让人抱起来，要将患者平抬到担架上，避免加重或导致脊髓的损伤。

◆ 佝偻病或软骨病患者应多晒太阳，食富含钙和维生素 D 的食物，在医生指导下服用适量的钙剂和维生素 D 制剂，一般 3～6 个月就可明显好转。

◆ 骨质疏松症患者的骨折多见于椎体（胸椎、腰椎）、股骨上端和桡骨远端，因这些部位承受压力较大。

◆ 骨质疏松症患者的椎体压缩性骨折一般发生在第 8～12 胸椎和第 1～4 腰椎，最常见于负重较大的部位，如第 10～12 胸椎和第 1～2 腰椎处，这些部位应给予特别的注意。

◆ 脊髓未受损伤的椎体压缩性骨折患者，通过牵引、过伸复位、卧床、支具保护等保守治疗方法就可以达到复位和固定的目的。若通过积极有效的功能锻炼，脊柱功能得到恢复，就不需要手术治疗。如骨质疏松症引起的单纯椎体压缩性骨折就可以保守治疗。骨质疏松症患者的胸椎、腰椎椎体骨折多数都可以采用保守治疗。

◆ 对急性单纯椎体楔形压缩性骨折患者的治疗必须用硬板床，采取仰卧位，腰部用枕头垫起，枕头正对骨折部位，以保持脊柱过伸位。

◆ 如怀疑患者有脊柱骨折，按摩是禁忌的。因为有些脊椎骨折患者虽未出现脊髓损伤的表现，但骨折可使脊柱处于极不稳定的状态，如不经过正规和严格的检查就进行按摩治疗，很可能使脊椎的结构进一步遭到破坏，增加对脊髓的刺激，使损伤加重，欲速而不达。因此，对疑有脊柱骨折的患者不能采用按摩治疗，必须去正规医院检查、确诊、决定治疗方案，听从专科医生的处理意见。

◆ 股骨颈骨折的治疗主要根据骨折的类型、患者的年龄、身体情况以及医院的条件分为保守治疗及手术治疗。保守治疗如牵引、穿"丁"字鞋卧床。手术治疗有复位内固定和人工股骨头置换术。医生应根据患者的情况和骨折的状况来进行选择，以尽量达到功能康复满意，而卧床时间短的要求。

◆ 股骨颈骨折愈合很慢，需 4～5 月；判断是否愈合，需 1 年左右。

自测题目	是	否
31. 股骨颈骨折患者的平均年龄比股骨粗隆间骨折患者大5~6岁。	□	□
32. 年老体弱的患者，股骨上端骨折后不能进行手术。	□	□
33. 老年人如果发生手腕骨骨折，可以请人按摩。	□	□
34. 骨质疏松症患者的前臂骨折，一般先拍 X 线片以了解骨折的类型，然后再采用手法复位。	□	□
35. 肋骨骨折容易发生于老年人。	□	□
36. 单纯性肋骨骨折不予处理即可愈合。	□	□
37. 对于肢体骨折的患者，应抬高患肢，促进血液回流，减轻肢体肿胀，同时还要观察和监测患肢末端的颜色和温度。	□	□

答案：

31. 否　32. 否　33. 否　34. 是　35. 是　36. 是　37. 是

重点提示：

◆ 股骨粗隆间骨折是老年人常见的一种骨折。患者的平均年龄比股骨颈骨折患者大 5~6 岁。由于粗隆部血运丰富，骨折后很少不愈合，但很容易出现髋内翻，高龄患者长期卧床，肺炎、压疮等并发症较多。

◆ 对老年股骨颈骨折的患者在治疗上要进行全面地评估，如全身情况允许，应尽早采取手术治疗。对于情况很差的患者，也不必勉强手术，但在应用保守治疗的同时，也要采用其他方法来避免并发症的发生。

◆ 老年人如果发生手腕骨骨折**千万不要**请人按摩，否则可能造成骨折断端进一步的移位及血管神经损伤，最好临时固定后马上去医院检查，照 X 线片以得以确诊。

◆ 肋骨骨折容易发生于老年人，由于老年人骨骼发生骨质疏松，肋骨逐渐失去弹性，胸廓的顺应性降低，对外力的耐受性较差，故在遭受胸部外伤时，极易引起骨折，有时甚至咳嗽也可诱发肋骨骨折。

◆ 单纯性肋骨骨折因有肋间肌牵拉固定，很少有移位，不予处理即可愈合。如对位不好或畸形愈合，也不会妨碍呼吸。

九、继发性骨质疏松症

自测题目	是	否
1. 成骨不全、同型胱氨酸尿症属于继发性骨质疏松症原因中的内分泌紊乱疾病。	□	□
2. 垂体泌乳素瘤和性腺功能减低属于继发性骨质疏松症原因中的先天性代谢障碍疾病。	□	□
3. 长期应用肾上腺皮质激素治疗可以抑制新骨形成和造成骨量丢失。	□	□
4. 肾上腺皮质激素在用药 1 年内造成骨量丢失最明显，尤其是开始的 3 个月。	□	□
5. 长期应用肾上腺皮质激素治疗可引起血钙水平升高。	□	□
6. 类风湿关节炎患者服用肾上腺皮质激素时很容易发生骨质疏松症。	□	□
7. 皮质激素增多症引起的骨质疏松症除骨折外，有时还可出现股骨头无菌性坏死。	□	□
8. 血清骨钙素可作为骨骼的破骨细胞活性指标，在骨吸收增加时表现为升高。	□	□
9. 血清抗酒石酸酸性磷酸酶可作为骨骼的成骨细胞活性指标，在骨形成减少时表现为下降。	□	□
10. 尿羟脯氨酸可作为成骨细胞活性指标，在骨质疏松症时，患者 24 小时尿羟脯氨酸的排量明显降低。	□	□
11. 皮质激素增多症引起的骨质疏松症严重者胸椎、腰椎椎体可有楔形变形或双凹变形，易累及第 11~12 胸椎和第 1~2 腰椎。	□	□
12. 皮质激素增多症引起的骨质疏松症患者的肋骨常有无症状的骨折，骨盆和头颅 X 线摄片影像不可见骨质疏松改变。	□	□
13. 防治皮质激素性骨质疏松症应采用每日给药、最小有效剂量和长效制剂的方法。	□	□
14. 防治皮质激素性骨质疏松症应使用口服给药。	□	□

答案：

1. 否　2. 否　3. 是　4. 否　5. 否　6. 是　7. 是　8. 否　9. 否
10. 否　11. 是　12. 否　13. 否　14. 否

重点提示：

◆ 发生继发性骨质疏松症的常见原因有：①内分泌代谢疾病，如皮质激素增多症（库欣综合征）、甲状腺功能亢进、甲状旁腺功能亢进、糖尿病、垂体泌乳素瘤和性腺功能减低等；②胃肠疾病、慢性疾病、结缔组织病等疾病，如胃肠吸收障碍、肝功能不全、慢性肾病、类风湿关节炎、氟骨症等；③恶性肿瘤的骨转移及骨髓瘤、淋巴瘤和白血病等血液病；④一些先天性代谢障碍疾病，如成骨不全、同型胱氨酸尿症等；⑤药物的应用，如皮质激素（如泼尼松等）、甲状腺激素、肝素、抗癫痫药（如苯巴比妥、苯妥英钠）等；⑥其他原因，如制动、废用和失重等因素。

◆ 应用肾上腺皮质激素治疗可抑制成骨细胞的骨形成，从而抑制新骨的形成，这种抑制作用往往开始于用药1周，在用药期间保持抑制状态。同时还可刺激破骨细胞，增加骨吸收，造成骨量丢失，在用药1年内骨量丢失最明显，尤其是开始的6个月，有报道1年骨量丢失可高达20%。

◆ 长期应用肾上腺皮质激素治疗可干扰肠道对钙的吸收，同时可使肾小管重吸收钙减少，尿钙排泄量增多，从而降低血钙水平，兴奋甲状旁腺，使甲状旁腺激素分泌增多，破骨细胞活性增加，从而促进骨吸收，导致骨量丢失。

◆ 应用肾上腺皮质激素时，骨质疏松症与原发病也有密切关系，如类风湿关节炎患者服用肾上腺皮质激素时很容易并发骨质疏松症，因原发病有关节肿胀、疼痛和活动受限等情况，就已经很容易并发骨质疏松症，加之应用肾上腺皮质激素，则骨质疏松症的发生更为常见。

◆ 代表骨细胞活性的生化指标：如血清骨钙素可作为骨骼的成骨细胞活性指标，在骨形成减少时表现为下降，大多数糖尿病骨质疏松症患者血清骨钙素值明显降低；血清抗酒石酸酸性磷酸酶作为破骨细胞活性指标，在骨吸收增加时表现为升高，骨质疏松症患者血清抗酒石酸酸性磷酸酶明显升高；尿羟脯氨酸作为破骨细胞活性指标，在骨质疏松症时，患者24小时尿羟脯氨酸的排量明显增高。

◆ 皮质激素增多症引起的骨质疏松症在骨X线片上的改变主要见于胸椎、

腰椎、肋骨、骨盆和头颅等部位的骨密度减低、粗糙、稀疏，严重者胸椎、腰椎椎体可有楔形变形或双凹变形，易累及第 11~12 胸椎和第 1~2 腰椎。患者肋骨常有无症状的骨折，骨盆和头颅也可见骨质疏松改变。

◆ 防治皮质激素性骨质疏松症应采用隔日给药、最小有效剂量和短效制剂的方法，并改变给药途径，如可能改为肺吸入、骨关节局部注射、敷贴或涂于皮肤的途径，对预防骨质疏松症上述途径都比口服途径好。

自测题目	是	否
15. 皮质激素性骨质疏松症骨痛明显者，可以使用鲑鱼降钙素肌内注射或鼻喷，或者鳗鱼降钙素衍生物肌内注射。	☐	☐
16. 迄今，阿仑膦酸钠已被美国食品和药品委员会批准作为防治皮质激素所致骨质疏松症的药物。	☐	☐
17. 甲状腺功能亢进性骨质疏松症属于继发性骨质疏松症。	☐	☐
18. 甲状腺激素能影响软骨的合成，并刺激骨基质合成和骨细胞增殖。	☐	☐
19. 甲状腺功能亢进或长期服用甲状腺激素的患者会发生骨质疏松症。	☐	☐
20. 甲状腺功能亢进引起的骨质疏松症多发生在负重较大的骨骼，如股骨、胫骨、骨盆、腰椎等部位。	☐	☐
21. 甲状腺功能亢进引起的骨质疏松症患者，骨质疏松明显时可应用双膦酸盐类药物治疗，可使腰椎和股骨颈的骨密度增加。	☐	☐
22. 甲状旁腺发生功能亢进时，骨密度测量可见全身骨量均有不同程度的减少，椎体骨骨量的丢失较四肢骨更明显。	☐	☐
23. 对甲状旁腺功能亢进引起的骨质疏松症进行治疗的最适宜手段是手术切除有病变的甲状旁腺。	☐	☐
24. 糖尿病儿童不易出现骨量减少和骨质疏松症。	☐	☐
25. 糖尿病患者容易发生骨折。	☐	☐
26. 外科胃次全切除术后，尤其是毕罗-Ⅱ式胃切除术后以及空肠回肠分流术后，易发生骨质疏松症。	☐	☐
27. 慢性肝病不会引起骨质疏松症。	☐	☐
28. 类风湿关节炎患者易发生骨质疏松症。	☐	☐

答案：

15.是　16.是　17.是　18.否　19.是　20.是　21.是　22.否

23.是　24.否　25.是　26.是　27.否　28.是

重点提示：

◆ 继发性骨质疏松症主要由某种疾病或药物诱发引起，分为内分泌性骨质疏松症、药物性骨质疏松症、慢性阻塞性肺疾病致骨质疏松症和失用性骨质疏松症。其中，内分泌性骨质疏松症包括糖尿病性骨质疏松症、甲状腺功能亢进性骨质疏松症、甲状旁腺功能亢进性骨质疏松症等。

◆ 甲状腺激素能影响软骨的合成，不会刺激骨基质合成和骨细胞增殖，然而它可以刺激破骨细胞，促进骨吸收。甲状腺功能亢进或长期服用甲状腺激素的患者可引起骨质疏松症是因为甲状腺激素增多，可使成骨细胞和破骨细胞的活性增加，但破骨细胞活性增加更为明显，所以骨吸收作用超过骨形成，骨转换率增加，致骨量丢失。由于甲状腺功能亢进患者骨吸收增加，尿钙排量增多，负钙平衡，加之蛋白质分解代谢过盛，负氮平衡，因此骨量减少，引起骨质疏松症。

◆ 甲状旁腺发生功能亢进时，骨骼病变以骨吸收增加为主，也可呈现骨质疏松或并发骨质软化。骨密度测量可见全身骨量均有不同程度的减少，如桡骨、尺骨、腰椎、股骨远端、胫骨皮质和跟骨、指骨等的骨量减少，四肢骨骨量的丢失较椎体骨更明显。

◆ 糖尿病儿童比较容易出现骨量减少和骨质疏松症。因为糖尿病儿童一般有胰岛素的缺乏，导致骨形成减少；血糖水平升高，尿糖排量增加，随之尿钙排出也增加，造成钙的丢失。加之患儿常消瘦，尚未达到骨峰值，所以骨密度有降低，较同性别、同年龄的健康儿童骨密度一般约下降10%。

◆ 糖尿病患者较容易发生骨折，除了糖尿病本身的因素外，还存在糖尿病神经病变、肢体血管病变、脑血管病变后遗症以及视力障碍等因素，使糖尿病患者容易发生摔倒，所以发生骨折的机会较多。

◆ 外科胃次全切除术后，尤其是毕罗-Ⅱ式胃切除术后以及空肠回肠分流术后，易发生骨质疏松。这些疾病引起的骨相关疾病常常是疾病或手术后造成消化和吸收障碍，而影响维生素D和钙的吸收所致。

◆ 慢性肝病也会引起骨质疏松症。其发生与肝脏功能受损，维生素D在肝脏代谢障碍以及维生素D转运减少，致使维生素D功能降低引起钙吸收障碍有关。

自测题目	是	否
29. 过量氟化物只能通过刺激骨骼上的成骨细胞，促进骨形成增加，造成骨硬化。	☐	☐
30. 氟骨症的病情一般都以男患者为严重。	☐	☐
31. 对骨质疏松型的氟骨症主要应用维生素 D 治疗。	☐	☐
32. 各种肾脏疾病都能引起骨质疏松。	☐	☐
33. 一些恶性肿瘤如骨髓瘤、淋巴瘤和白血病等会引起骨质疏松。	☐	☐
34. 长期服用抗癫痫药可引起骨质疏松。	☐	☐
35. 应用肝素类药物不会引起骨质疏松。	☐	☐
36. 运动可以延缓骨质疏松的发生时间，也可减轻骨质疏松的程度。	☐	☐
37. 失用性骨质疏松症最常见的原因是脊髓灰质炎引起的瘫痪。	☐	☐

答案：

29. 否　30. 否　31. 否　32. 是　33. 是　34. 是　35. 否　36. 是　37. 否

重点提示：

◆ 过量氟化物可刺激骨骼的成骨细胞，促进骨形成增加，造成骨硬化；也可使骨骼的破骨细胞活性增加，骨吸收增强，从而造成骨质疏松，也有合并骨软化者。

◆ 氟骨症的病情一般都以女患者为严重，患者可有脊柱侧弯，驼背畸形，四肢强直变形等。骨骼 X 线检查主要可见四肢远端骨质稀疏改变；骨密度测量可较早发现四肢骨脱钙。

◆ 对骨质疏松型的氟骨症主要应用钙剂治疗，以促进钙的利用，维持体内钙、磷相对平衡。同时应用维生素 D 治疗。

◆ 各种肾脏疾病都能引起骨质疏松，主要是因为肾脏疾病时，肾功能受损，体内维生素 D 代谢过程障碍，活性维生素 D 生成减少，使肠道对钙的吸收减少。同时，肾脏疾病还可使甲状旁腺激素分泌增多，临床上肾性骨营养不良常有骨软化、骨质疏松、纤维性骨炎及骨硬化 4 种病变。

◆ 长期服抗癫痫药可引起骨质疏松，并且容易发生在长期、大剂量和联合服用多种抗癫痫药的患者。主要是由于抗癫痫药能加快肝脏细胞对维生素 D 代谢产物的排泄，使血清 25（OH）D 水平下降。

◆ 肝素目前常用于抗凝治疗，应用时间较长，它引起的骨质疏松主要认为与大剂量的使用有关。肝素能增强甲状旁腺激素对骨质的溶解作用，抑制新骨形成，可通过直接对骨的影响，刺激甲状旁腺调节而使骨吸收增加。

◆ 失用性骨质疏松症最常见的原因是外伤性脊髓损伤而造成的瘫痪，其次是一些其他因素，如脊髓灰质炎引起的瘫痪，以及衰老或骨折卧床引起活动功能障碍。

下　篇

预　防　训　练

一、适合女性的训练操

此套训练操适合女性练习。练习此操可促进全身血液循环和新陈代谢，从而促进骨骼的发育，增加骨骼强度，有效地防治骨质疏松症。

此操每天早晚各做一遍。

（一）伸展运动

【第一节】本节动作反复交叉做 10 次。

<步骤一> 站直，立正（图 1-1）。

<步骤二> 左脚侧出一步成开立，同时两臂侧上举，掌心相对，抬头挺胸（图 1-2）。

<步骤三> 右腿屈膝内扣，同时两前臂向内重叠，手掌触对侧上臂（图 1-3）。

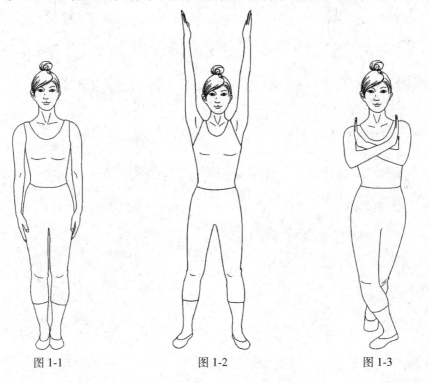

图 1-1   图 1-2   图 1-3

<步骤四> 右腿侧出一步，两臂上举。

<步骤五> 左腿屈膝内扣，两臂向内重叠，手掌触对侧上臂。

【第二节】本节动作反复做 10 次。

<步骤一> 分脚直立，两手垂于体侧（图 1-4）。

<步骤二> 两腿半蹲，同时两臂经侧下落至体前，两手上提至胸前翻掌推向前上方，上体稍前屈，含胸低头（图 1-5）。

<步骤三> 恢复初始姿势。

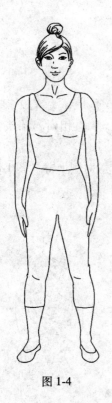

图 1-4   图 1-5

【第三节】本节动作反复做 10 次。伸臂时要稍用力，胳膊要伸直。

<步骤一> 分脚直立，两手垂于体侧（图 1-4）。

<步骤二> 向上伸展双臂于头上，挺胸抬头（图 1-2）。

<步骤三> 恢复初始姿势。

【第四节】本节动作反复做 10 次。

<步骤一> 分脚直立，两手垂于体侧（图 1-4）。

<步骤二> 左脚向左迈出一步成弓步，两臂向两侧伸展成平举（图 1-6）。

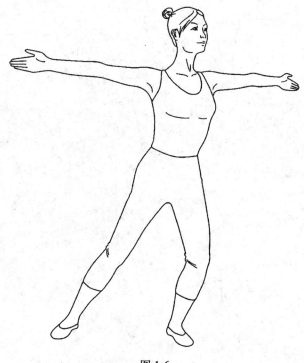

图 1-6

<步骤三> 恢复初始姿势。

<步骤四> 右脚向右迈出一步成弓步，两臂向两侧伸展成平举。

<步骤五> 恢复初始姿势。

（二）踝腕运动

【第一节】本节动作反复做 10 次。

<步骤一>　分脚直立，抬起双脚脚后跟左转 45°，同时两臂前屈向上，两手腕各转 1 圈（图 1-7）。

<步骤二>　接着抬起双脚脚后跟右转 45°，同时两臂前屈向上，两手腕各转 1 圈。

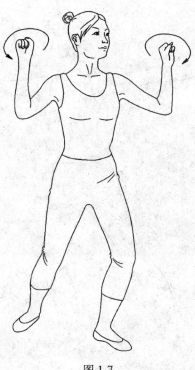

图 1-7

【第二节】本节动作反复做 10 次。

<步骤一>　直立，左转 45°，左脚尖外展，同时两臂下举，掌心向前（图 1-8）。

<步骤二>　左脚尖还原，掌心向后（图 1-9）。

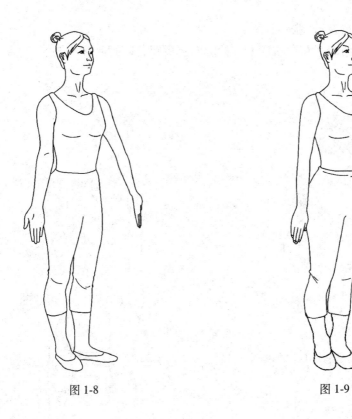

图 1-8　　　　　　　　　　　　　　　　　　图 1-9

<步骤三>　接着右转 45°，右脚尖外展，同时两臂下举，掌心向前。

<步骤四>　右脚尖还原，掌心向后。

【第三节】本节动作反复做 10 次。

<步骤一>　两脚跟外转抬起，两膝内扣，同时上体稍前倾，含胸，两肘外张弹指 1 次（图 1-10）。

<步骤二>　两腿半蹲向左前上方抬起左脚后跟，同时两臂左前下举弹指 1 次，头朝左前方（图 1-11）。

<步骤三>　重复<步骤一>。

<步骤四>　两腿半蹲向右前上方抬起右脚后跟，同时两臂右前下举弹指 1 次，头朝右前方。

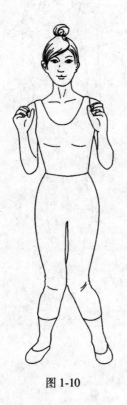

图 1-10

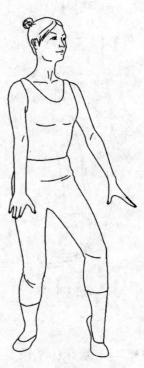

图 1-11

（三）头部运动

【第一节】本节动作反复做 10 次。

<步骤一>　两腿伸直同时抬起双脚脚后跟站立，同时两臂下垂，低头（图 1-12）。

<步骤二>　两腿半蹲，脚跟放下，挺胸抬头（图 1-13）。

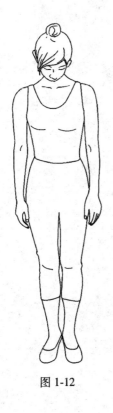

图 1-12

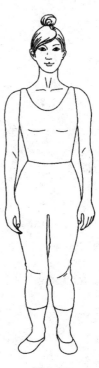

图 1-13

【第二节】本节动作反复做 10 次。

<步骤一> 左腿伸直，右脚尖侧点地，头右转（图 1-14）。

<步骤二> 右腿伸直，左脚尖侧点地，头左转。

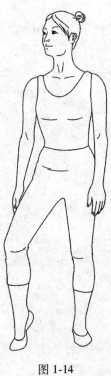

图 1-14

【第三节】本节动作反复做 5~10 次。

<步骤一>　左脚尖点地，左臂内旋上举，头右转，上体稍右倾（图 1-15）。

<步骤二>　左脚收回，同时左臂经体侧下落，低头（图 1-16）。

<步骤三>　右脚尖点地，右臂内旋上举，头左转，上体稍左倾。

<步骤四>　右脚收回，同时右臂经体侧下落，低头。

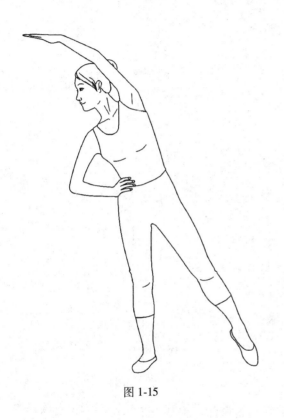

图 1-15

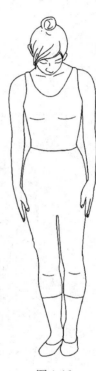

图 1-16

【第四节】本节动作反复做5~10次。

<步骤一>   两腿半蹲，同时左臂上举向内弯曲，手掌向下，右臂经体侧下落
前臂置于腰背部，掌心向后（图1-17）。

<步骤二>   两腿伸直，两臂侧平举，掌心向下，头正直（图1-18）。

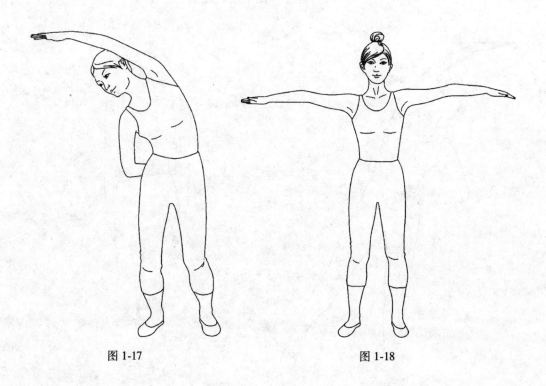

图1-17   图1-18

<步骤三>   两腿半蹲，同时右臂上举向内弯曲，手掌向下，左臂经体侧下落
前臂置于腰背部，掌心向后。

<步骤四>   两腿伸直，两臂侧平举，掌心向下，头正直。

【第五节】本节动作反复做 5~10 次。

<步骤一> 右脚向右前成弓步，同时两臂下举贴于右腿外侧，头向右前下方
（图 1-19）。

<步骤二> 双腿转成向前半蹲，同时右手背腰，左臂在肩上弯曲，头左转
（图 1-20）。

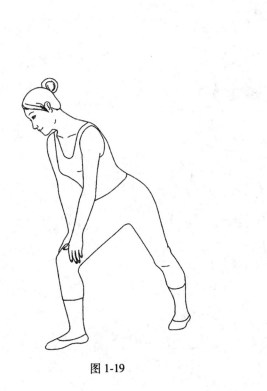

图 1-19

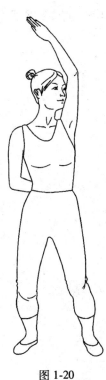

图 1-20

<步骤三> 左脚向左前成弓步，同时两臂下举贴于左腿外侧，头向左前下方。

<步骤四> 双腿转成向前半蹲，同时左手背腰，右臂在肩上弯曲，头右转。

（四）肩部运动

【第一节】本节动作反复做5~10次。

<步骤一> 左腿侧立一步成左侧马步，同时抬起脚后跟，左肩上提（图1-21）。

<步骤二> 直立，脚跟放下，肩部放平（图1-4）。

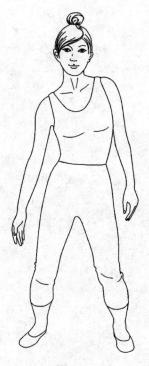

图 1-21

<步骤三> 右腿侧立一步成右侧马步，同时抬起脚后跟，右肩上提。

<步骤四> 直立，脚跟放下，肩部放平。

【第二节】 本节动作反复做 5～10 次。

<步骤一> 左脚向左 45°方向迈一步成左前弓步，同时抬起右脚后跟，左手叉腰，右臂向前绕环至前举，掌心向下（图 1-22）。

<步骤二> 重心前移，脚跟放下。同时右腿向前划弧至前点地，右臂经下至侧后上举（图 1-23）。

<步骤三> 左腿伸直，右脚尖后点地，同时左臂经下至前举（图 1-24）。

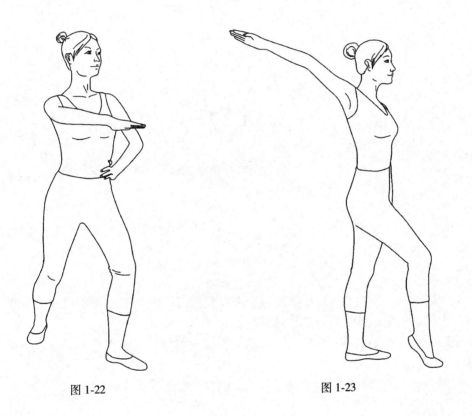

图 1-22 图 1-23

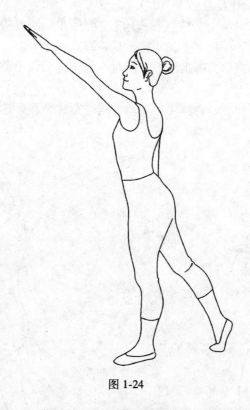

图 1-24

<步骤四> 右脚向右45°方向迈一步成右前弓步，同时抬起左脚后跟，右手叉腰，左臂向前绕环至前举，掌心向下。

<步骤五> 重心前移，脚跟放下。同时左腿向前划弧至前点地，左臂经下至侧后上举。

<步骤六> 右腿伸直，左脚尖后点地，同时右臂经下至前举。

（五）体侧体转运动

【第一节】本节动作反复做 2 次。

<步骤一>　右腿半蹲，左腿侧伸，左脚跟着地，同时左手撑左膝，右臂上举，五指并拢，带动上体向左侧屈 5 次（图 1-25）。

<步骤二>　左腿半蹲，右腿侧伸，右脚跟着地，同时右手撑右膝，左臂上举，五指并拢，带动上体向右侧屈 5 次。

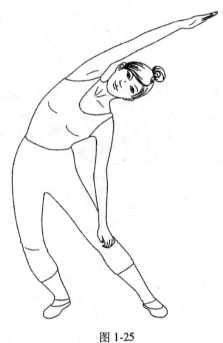

图 1-25

【第二节】 本节动作反复做5~10次。

<步骤一> 分脚直立，两臂经胸前平屈握拳，拳心向下（图1-26）。

<步骤二> 上体向左转体90°（图1-27）。

<步骤三> 两臂上举向两侧打开，拳变掌，掌心向下（图1-28）。

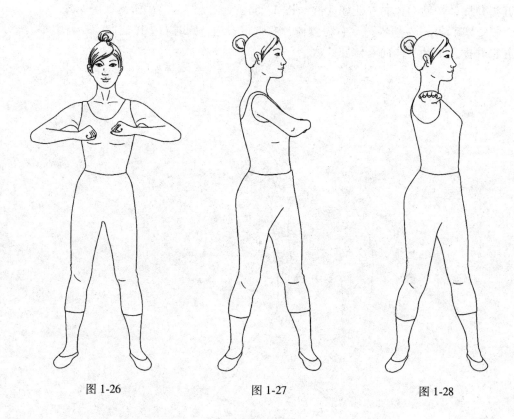

图 1-26   图 1-27   图 1-28

<步骤四> 还原成直立，两臂胸前平屈。

<步骤五> 两臂胸前平屈握拳，拳心向下，上体向右转体90°。

<步骤六> 两臂上举向两侧打开，拳变掌，掌心向下。

<步骤七> 还原成直立，两臂胸前平屈。

【第三节】本节动作反复做5~10次。

<步骤一>　左脚向左前迈出一步，上体向左转体90°，同时两臂侧上举（图1-29）。

<步骤二>　收回左脚，直立，两臂垂于体侧（图1-1）。

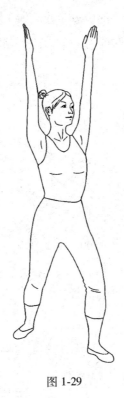

图 1-29

<步骤三>　右脚向右前迈出一步，上体向右转体90°，同时两臂侧上举。

<步骤四>　收回右脚，直立，两臂垂于体侧。

（六）髋部运动

【第一节】本节动作反复交叉做5～10次。

<步骤一>　左脚侧出一步，向右顶髋，同时两臂肩上屈，两手置于头后，头右转（图1-30）。

<步骤二>　向右顶髋，同时两臂侧平举，掌心向前，头左转（图1-31）。

<步骤三>　向右顶髋，同时左臂弯曲，左手置于左腹前，掌心向后，右臂向外侧伸直，头正直（图1-32）。

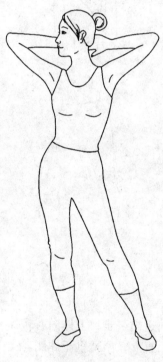

图 1-30

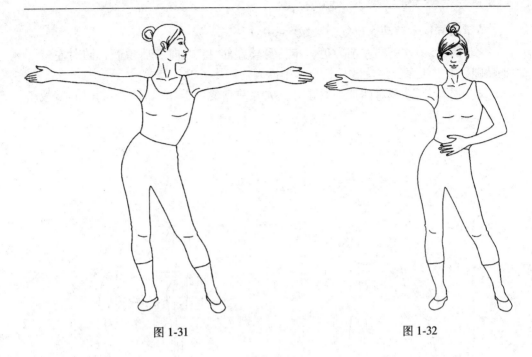

图 1-31 图 1-32

<步骤四> 右脚侧出一步，向左顶髋，同时两臂肩上屈，两手置于头后，头左转。

<步骤五> 向左顶髋，同时两臂侧平举，掌心向前，头右转。

<步骤六> 向左顶髋，同时右臂弯曲，右手置于右腹前，掌心向后，左臂向外侧伸直，头正直。

【第二节】 本节动作反复交叉做5~10次。

<步骤一> 左脚向左前方迈一步，身体左转45°，向右后顶髋，同时左臂下垂贴腿，右臂上举，内旋放松，上体稍前倾（图1-33）。

<步骤二> 右腿弯曲点于左腿旁，向左前顶髋，上体稍后倾，同时右臂放松下落（图1-34）。

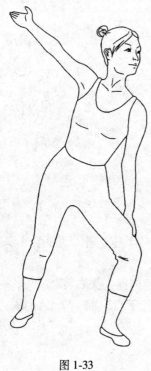

图 1-33

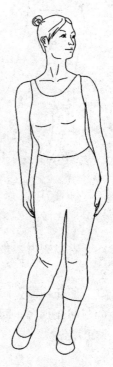

图 1-34

<步骤三> 右脚向右前方迈一步，身体右转45°，向左后顶髋，同时右臂下垂贴腿，左臂上举，内旋放松，上体稍前倾。

<步骤四> 左腿弯曲点于右腿旁，向右前顶髋，上体稍后倾，同时左臂放松下落。

（七）腹部运动

【第一节】本节动作反复做 5~10 次。

<步骤一>　直立，两手垂于体侧（图 1-1）。

<步骤二>　左脚向左侧跨一步成大开立，同时上体左前平屈（图 1-35）。

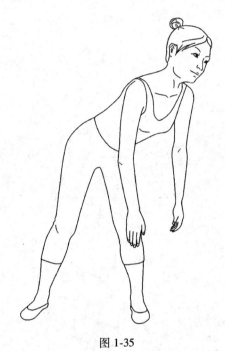

图 1-35

<步骤三>　直起上体挺胸，双臂平举，带动上体弹振 2 次（图 1-6）。

<步骤四>　恢复初始姿势（图 1-1）。

<步骤五>　右脚向右侧跨一步成大开立，同时上体右前平屈。

<步骤六>　直起上体挺胸，双臂平举，带动上体弹振 2 次。

【第二节】本节动作反复做 5~10 次。

<步骤一>　直立，两手垂于体侧（图 1-1）。

<步骤二>　左脚向左侧出一步，上体左前屈，同时右臂左前伸，右手置于左脚外侧，左臂侧后举带动上体左转，掌心向后（图 1-36）。

<步骤三>　恢复初始姿势（图 1-1）。

<步骤四>　右脚向右侧出一步，上体右前屈，同时左臂右前伸，左手置于右脚外侧，右臂侧后举带动上体右转。

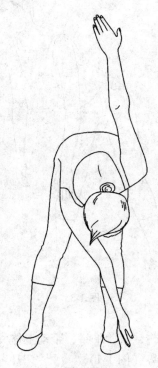

图 1-36

【第三节】本节动作反复做 5~10 次。

<步骤一> 直立，两手垂于体侧（图 1-1）。

<步骤二> 左腿向前迈一步弯曲成弓步，同时右臂前屈，右前臂向上，右肘触左膝，左臂侧后举带动上体左转弹振 2 次（图 1-37）。

<步骤三> 恢复直立垂手状态（图 1-1）。

<步骤四> 右腿向前迈一步弯曲成弓步，同时左臂前屈，左前臂向上，左肘触右膝，右臂侧后举带动上体右转弹振 2 次。

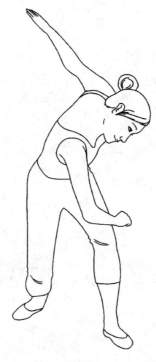

图 1-37

【第四节】本节动作反复做5~10次。

<步骤一> 直立，两手垂于体侧（图1-1）。

<步骤二> 两腿全蹲，同时两手扶膝，手指相对，肘外张（图1-38）。

<步骤三> 两腿站直，左脚右后点地，同时两臂上举伸直，掌心稍向外，上体稍右屈，头朝右前方（图1-39）。

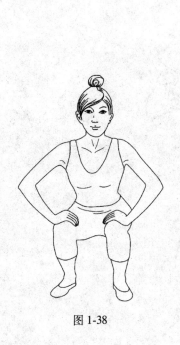

图 1-38

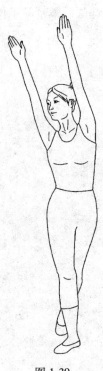

图 1-39

<步骤四> 恢复初始姿势（图1-1）。

<步骤五> 两腿全蹲，同时两手扶膝，手指相对，肘外张。

<步骤六> 两腿站直，右脚左后点地，同时两臂上举伸直，掌心稍向外，上体稍左屈，头朝左前方。

（八）全身运动

【第一节】本节动作反复做 5~10 次。

<步骤一>　直立，两手垂于体侧（图 1-1）。

<步骤二>　左腿向左前 45°方向屈腿抬起脚后跟，同时右腿后举，两臂摆至左前下方（图 1-40）。

<步骤三>　恢复初始姿势（参见图 1-1）。

<步骤四>　右腿向右前 45°方向屈腿抬起脚后跟，同时左腿后举，两臂摆至右前下方。

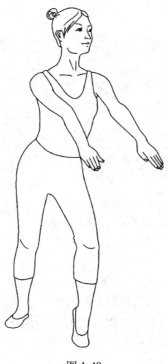

图 1-40

【第二节】本节动作反复交叉做 5~10 次。

<步骤一>　左脚前踏一步半蹲，同时两手腹前交叉，掌心向后（图 1-41）。

<步骤二>　右腿侧踢，同时两臂摆至侧平举，掌心向前（图 1-42）。

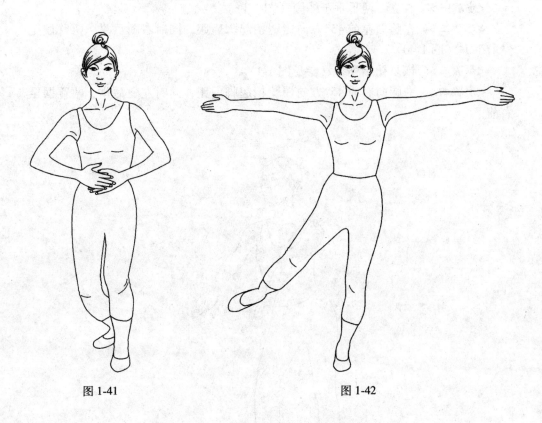

图 1-41　　　　　　　　　　　　　　　图 1-42

<步骤三>　右脚落于左脚前微屈，同时两臂下摆屈臂，手指触肩（图 1-43）。

<步骤四>　左腿伸直抬起脚后跟，同时右腿前下举，上体前倾，臀后提，两臂前下举，掌心向下（图 1-44）。

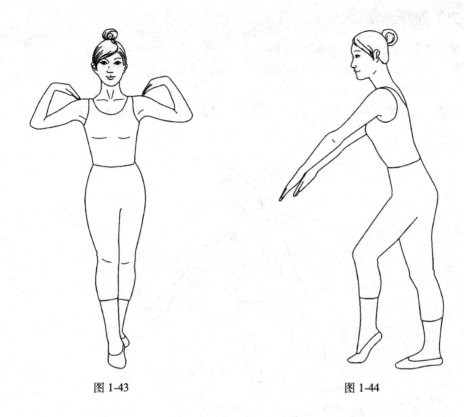

图 1-43   图 1-44

<步骤五> 右脚前踏一步半蹲，同时两手腹前交叉，掌心向后。

<步骤六> 左腿侧踢，同时两臂摆至侧平举，掌心向前。

<步骤七> 左脚落于右脚前微屈，同时两臂下摆屈臂，手指触肩。

<步骤八> 右腿前迈抬起脚后跟，同时左腿前下举，上体前倾，臀后提，两臂前下举，掌心向下。

（九）跳跃运动

【第一节】本节动作反复做 5~10 次。

<步骤一>　跳起左脚落地，右腿屈膝后踢，同时两臂自然前后摆动（图 1-45）。

<步骤二>　跳起右脚落地，左腿屈膝后踢，同时两臂自然前后摆动。

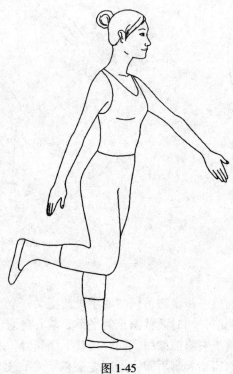

图 1-45

【第二节】本节动作反复做 5~10 次。

<步骤一> 跳起左脚落地，右腿屈膝后踢，同时两臂侧上屈，前臂向外，两手自然半握拳（图 1-46）。

<步骤二> 跳起左脚落地，同时右腿向左前下弹踢，两手体前击掌 1 次（图 1-47）。

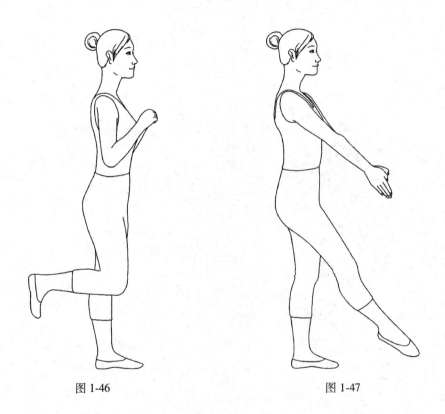

图 1-46   图 1-47

<步骤三> 跳起右脚落地，左腿屈膝后踢，同时两臂侧上屈，前臂向外，两手自然半握拳。

<步骤四> 跳起右脚落地，同时左腿向右前下弹踢，两手体前击掌 1 次。

【第三节】本节动作反复做5~10次。

<步骤一> 跳成半蹲，同时两手扶膝，手指向内，肘外张（图1-48）。

<步骤二> 跳成分脚直立，同时两臂上提至侧上举，掌心相对，挺胸抬头展体（图1-49）。

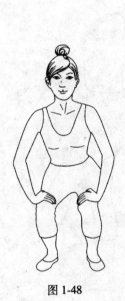

图 1-48

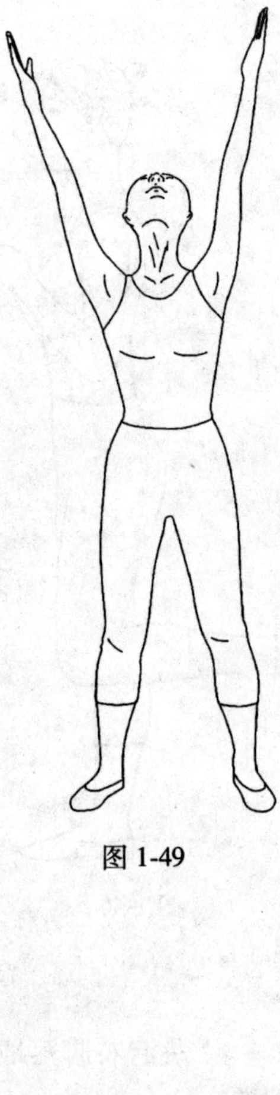

图 1-49

【第四节】本节动作反复做 5~10 次。

<步骤一> 跳成两脚开立半蹲，同时两手撑膝上部（图 1-50）。

<步骤二> 跳成直立，同时两手贴髋（图 1-1）。

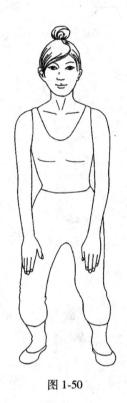

图 1-50

【第五节】本节动作反复做 5~10 次。

<步骤一> 左腿屈膝上提跳，落下，同时两臂侧平举（图 1-51）。

<步骤二> 左腿向前大踢跳，落下（图 1-52）。

<步骤三> 右腿屈膝上提跳，落下，同时两臂侧平举。

<步骤四> 右腿向前大踢跳，落下。

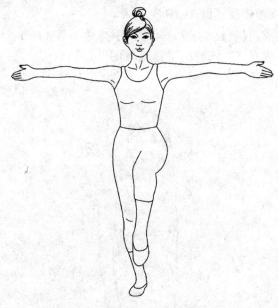

图 1-51

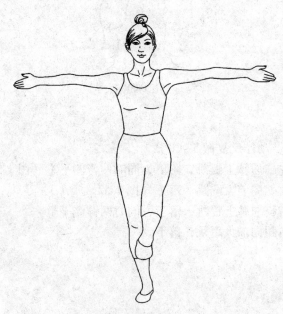

图 1-52

（十）整理运动

【**第一节**】本节动作反复交叉做 5~10 次。

<步骤一> 左脚侧出一步成开立，同时两臂侧屈，手指触肩（图 1-53）。

<步骤二> 两臂上举，掌心向前（图 1-54）。

<步骤三> 左腿微屈，右腿屈膝后点地，同时两臂经体侧至体前交叉（图 1-55）。

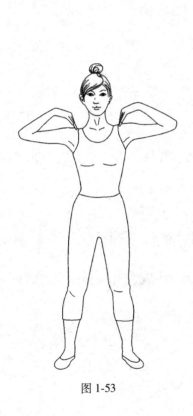

图 1-53

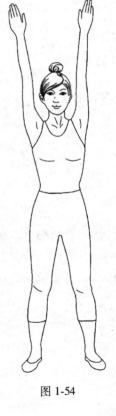

图 1-54

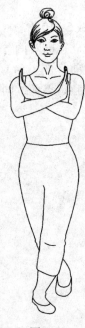

图 1-55

<步骤四> 右脚侧出一步成开立，同时两臂侧屈，手指触肩。
<步骤五> 两臂上举，掌心向前。
<步骤六> 右腿微屈，左腿屈膝后点地，同时两臂经体侧至体前交叉。

【第二节】本节动作反复做 5~10 次。

<步骤一> 左脚侧出一步，右脚点地，同时两臂放松右摆，头微左屈（图 1-56）。

<步骤二> 右脚点于左脚内侧，同时两臂放松下摆，两手击大腿左侧（图 1-57）。

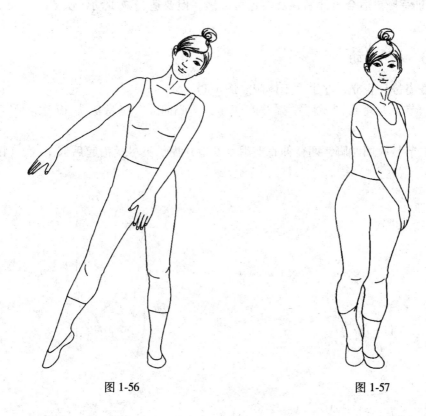

图 1-56 图 1-57

<步骤三> 右脚侧出一步，左脚点地，同时两臂放松左摆，头微右屈。

<步骤四> 左脚点于右脚内侧，同时两臂放松下摆，两手击大腿右侧。

二、适合男性的训练操

此套训练操更适合男性做，女性也可以做，但要适当减少动作次数。每天早晚各做1遍。

（一）头部运动

【预备姿势】直立，双手垂于体侧（图1-1）。

【第一节】左跨步同时两手握拳胸前屈，掌心向后，尽量低头10次（图2-1）。

【第二节】收回左脚，两臂伸直上举，五指并拢，头尽量抬起后仰10次（图2-2）。

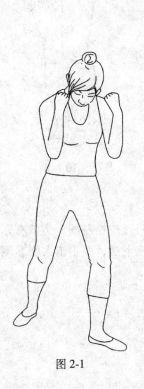

图 2-1

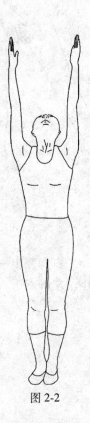

图 2-2

【第三节】左跨步，脚尖向左，身体左转，双手握拳胸前屈，头向左转 10 次（图 2-3）。

【第四节】右跨步，脚尖向右，身体右转，双手握拳胸前屈，头向右转 10 次。

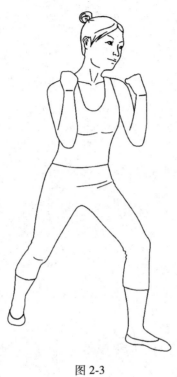

图 2-3

（二）上肢运动

【预备姿势】直立，双手垂于体侧（图1-1）。

【第一节】左跨步，同时两臂侧上举10次（图2-4）。恢复预备姿势。

【第二节】右跨步，同时两臂侧上举10次。

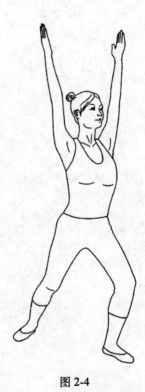

图 2-4

【第三节】左跨步，身体左转，同时双臂屈肘在胸前拉动振胸 10 次（图 2-5）。恢复预备姿势。

【第四节】右跨步，身体右转，同时双臂屈肘在胸前拉动振胸 10 次。

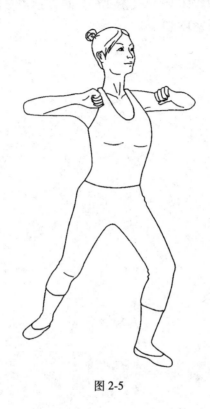

图 2-5

说明：做此节动作时，胳膊要用力，并且一定要伸直。

（三）肩部运动

【**预备姿势**】分脚直立，双手搭在肩上（图2-6）。

【**第一节**】双肩向前绕环10次（图2-6）。恢复预备姿势。

【**第二节**】双肩向后绕环10次。

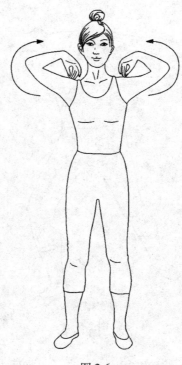

图 2-6

【**第三节**】左臂伸直（图 2-7），收回前臂向上屈肘，经前向后绕环 5 次（图 2-8）。

【**第四节**】右臂伸直，收回前臂向上屈肘，经前向后绕环 5 次。

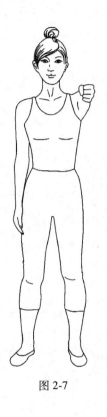

图 2-7

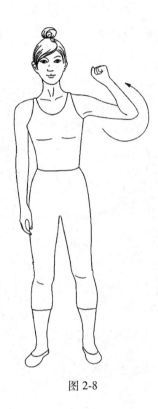

图 2-8

【第五节】左臂伸直（图 2-7），收回前臂向下屈肘，向前绕环 5 次（图 2-9）。

【第六节】右臂伸直，收回前臂向下屈肘，向前绕环 5 次。

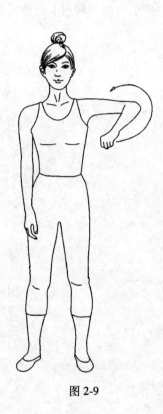

图 2-9

（四）体侧运动

【**预备姿势**】直立，双手垂于体侧（图 1-1）。

【**第一节**】左脚侧出一步，脚尖点地。右臂上举，左手扶腰，上体左侧屈，尽量向左侧伸拉 10 次（图 2-10）。恢复预备姿势。

【**第二节**】右脚侧出一步，脚尖点地。左臂上举，右手扶腰，上体右侧屈，尽量向右侧伸拉 10 次。

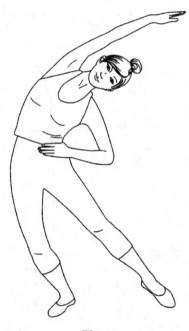

图 2-10

【第三节】本节动作反复交叉做 10 次。

<步骤一> 屈膝半蹲，两臂侧屈，两手握拳，掌心相对（图 2-11）。

<步骤二> 左手扶左膝，右臂上举，五指并拢，同时上体向左侧屈（图 2-12）。

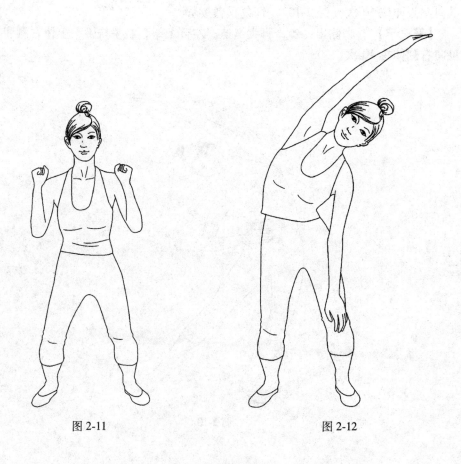

图 2-11   图 2-12

<步骤三> 屈膝半蹲，两臂侧屈，两手握拳，掌心相对。

<步骤四> 右手扶右膝，左臂上举，五指并拢，同时上体向右侧屈。

【第四节】本节动作反复交叉做 5 次。

<步骤一>　分脚直立，两臂胸前交叉，自然弯曲（图 2-13）。

<步骤二>　屈膝半蹲，左手叉腰，上体向左侧屈，右臂伸直向左侧摆 5 次（图 2-14）。

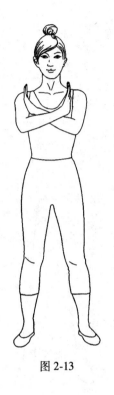

图 2-13

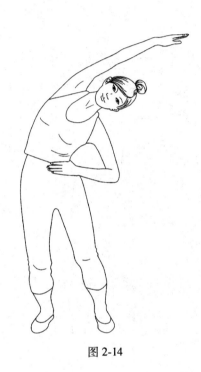

图 2-14

说明：做此节动作要舒缓，以免摔倒。

<步骤三>　分脚直立，两臂胸前交叉，自然弯曲。

<步骤四>　屈膝半蹲，右手叉腰，上体向右侧屈，左臂伸直向右侧摆 5 次。

（五）体转运动

【第一节】本节动作反复交叉做 10 次。

<步骤一> 分脚直立，两手搭在肩上（图 2-15）。

<步骤二> 上体左转 90°（图 2-16）。

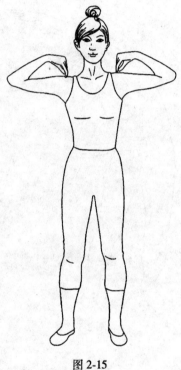

图 2-15

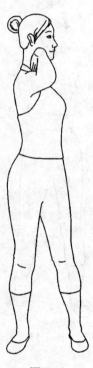

图 2-16

<步骤三> 分脚直立，两手搭在肩上。

<步骤四> 上体右转 90°。

【第二节】本节动作反复交叉做 10 次。注意转身时动作不要过猛，以免摔倒。

<步骤一> 直立，两脚分开，右臂肩上屈，手指触肩，左手插腰（图 2-17）。

<步骤二> 屈膝下蹲成马步，上体向左转 90°，稍向左侧顶髋，右手指插向左侧前下方（图 2-18）。

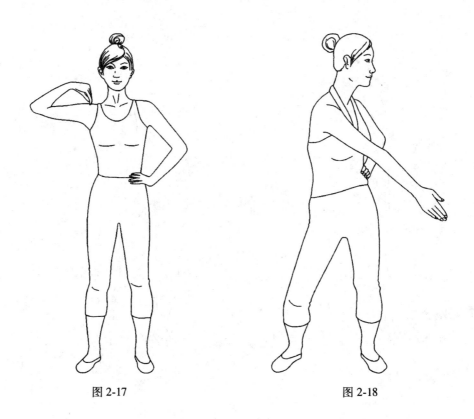

图 2-17   图 2-18

<步骤三> 直立，两脚分开，左臂肩上屈，手指触肩，右手叉腰。

<步骤四> 屈膝下蹲成马步，上体向右转 90°，稍向右侧顶髋，左手指插向右侧前下方。

【第三节】本节动作反复交叉做 10 次。

<步骤一>　分脚直立，两臂向前伸直（图 2-19）。

<步骤二>　左脚尖点地，上体左转 90°，同时双臂向左摆动（图 2-20）。

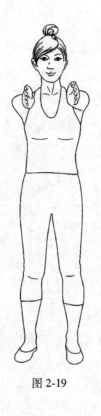

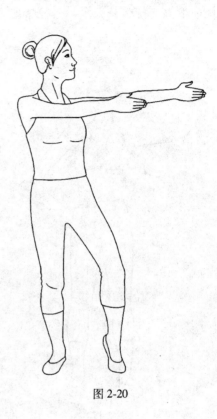

图 2-19　　　　　　　　　　　　　　　　　　　　图 2-20

<步骤三>　分脚直立，两臂向前伸直。

<步骤四>　右脚尖点地，上体右转 90°，同时双臂向右摆动。

（六）腹背运动

【第一节】本节动作反复做 10 次。体质不太好的人手指触不到脚尖时，尽量下伸即可。

<步骤一>　直立，两手垂于体侧（图 1-1）。

<步骤二>　左脚向左一步，同时伸直两臂上举，掌心向前，抬头挺胸（图 1-54）。

<步骤三>　上体前屈，手指触脚尖（图 2-21）。

<步骤四>　恢复初始姿势。

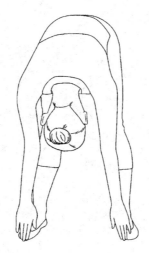

图 2-21

【第二节】本节动作反复做 10 次。

<步骤一> 直立，两手垂于体侧（图 1-1）。

<步骤二> 两臂上举过头顶，抬头挺胸（图 1-54）。

<步骤三> 上体前屈，两手抱小腿，上体尽量贴近腿部（图 2-22）。

<步骤四> 恢复初始姿势。

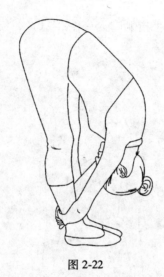

图 2-22

【第三节】本节动作反复交叉做 10 次。

<步骤一> 两臂前上举，上体向左转 45°（图 2-23）。

<步骤二> 左膝弯曲，右腿蹬直，上体左前屈 90°，两臂侧平举（图 2-24）。

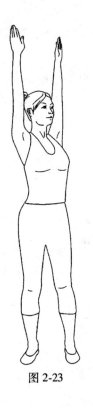

图 2-23

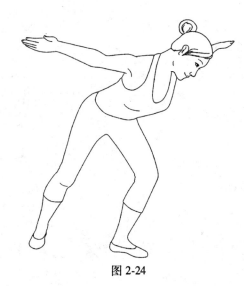

图 2-24

<步骤三> 两臂前上举，上体向右转 45°。

<步骤四> 右膝弯曲，左腿蹬直，上体右前屈 90°，两臂侧平举。

（七）跑跳运动

【第一节】本节动作反复做 5～10 次。

<步骤一>　直立，两手垂于体侧（图 1-1）。

<步骤二>　原地跑，左脚落地，右脚后踢，两臂胸前平屈，两手握拳，向下振 1 次（图 2-25）。

<步骤三>　右脚落地，左脚后踢，两臂胸前平屈，两手握拳，向下振 1 次。

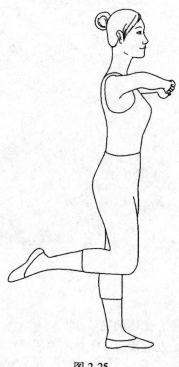

图 2-25

【第二节】本节动作反复做 5~10 次。

<步骤一>　原地跑，左脚落地，右小腿后踢，两手胸前击掌（图 2-26）。

<步骤二>　右脚落地，左小腿后踢，两臂侧屈，双手握拳，向后扩胸（图 2-27）。

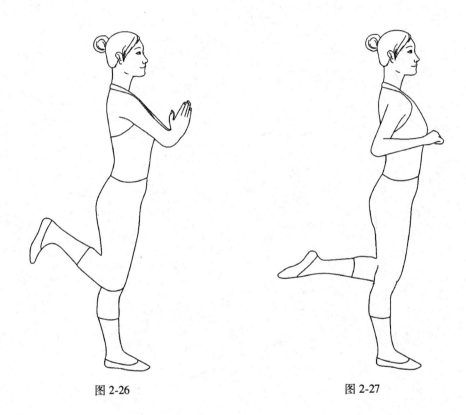

图 2-26　　　　　　　　　　　　　　　　　图 2-27

【第三节】本节动作反复做 5~10 次。

<步骤一>　原地跑，右小腿后踢，两手握拳，两臂侧屈，拳心向下（图 2-28）。

<步骤二>　左小腿后踢，两臂伸至前举，五指并拢，掌心向下（图 2-29）。

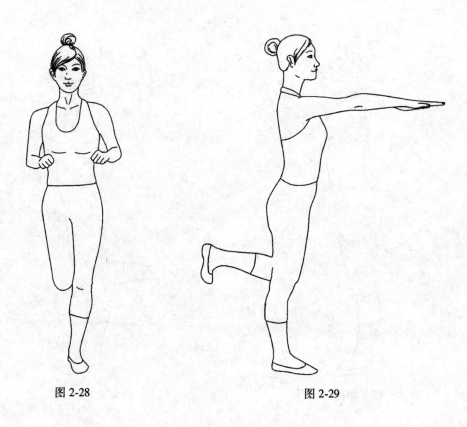

图 2-28　　　　　　　　　　　　　图 2-29

【第四节】本节动作反复交叉做 5~10 次。

<步骤一> 左脚原地跳 1 次，右小腿后踢，两手叉腰（图 2-30）。

<步骤二> 左脚原地小跳 1 次，右小腿向左前踢，身体向左跳转 90°（图 2-31）。

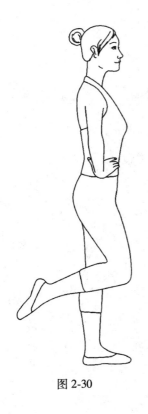 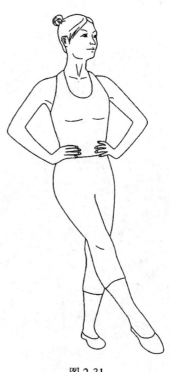

图 2-30 图 2-31

<步骤三> 右脚原地跳 1 次，左小腿后踢，两手叉腰。

<步骤四> 右脚原地小跳 1 次，左小腿向右前踢，身体向右跳转 90°。

【第五节】本节动作反复做5~10次。

<步骤一> 左脚原地小跳1次，右小腿后踢，两臂下摆（图2-32）。

<步骤二> 左脚原地小跳1次，右小腿前踢，两手握拳（图2-33）。

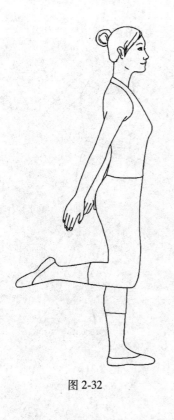

图 2-32

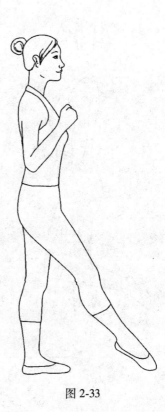

图 2-33

【**第六节**】本节动作反复做 5~10 次。

<**步骤一**> 右脚原地小跳 1 次，左小腿后踢，两臂下摆。

<**步骤二**> 右脚原地小跳 1 次，左小腿前踢，两手叉腰（图 2-34）。

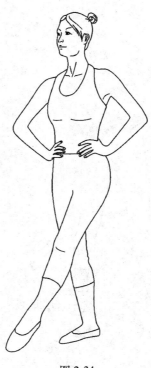

图 2-34

【第七节】本节动作反复交叉做 5~10 次。

<步骤一> 跳起，左脚落地，右脚侧摆，左臂侧上举，上体左倾（图 2-35）。

<步骤二> 跳起，两脚落地并拢，左臂放下，身体直立（图 1-1）。

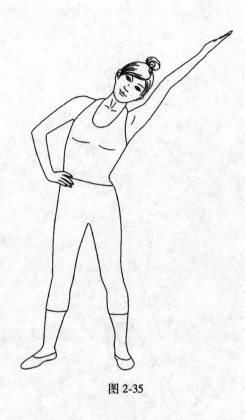

图 2-35

<步骤三> 跳起，右脚落地，左脚侧摆，右臂侧上举，上体右倾。

<步骤四> 跳起，两脚落地并拢，右臂放下，身体直立。

【第八节】本节动作反复做 5~10 次。

<步骤一>　跳成两脚开立，两手握拳，两臂胸前屈（图 2-36）。

<步骤二>　跳成两脚并拢，两臂放下（图 1-1）。

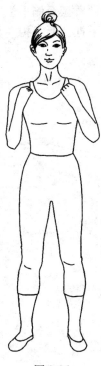

图 2-36

（八）整理运动

【第一节】本节动作反复做5~10次。

<步骤一>　直立，两手垂于体侧（图1-1）。

<步骤二>　左脚侧出一步，两臂摆至侧平举（图2-37）。

<步骤三>　屈膝半蹲，两臂下摆，两手拍左大腿外侧（图2-38）。

<步骤四>　恢复初始姿势。

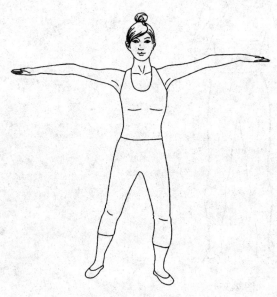

图 2-37

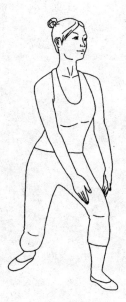

图 2-38

【第二节】本节动作反复做 5~10 次。

<步骤一> 直立，两手垂于体侧（图 1-1）。

<步骤二> 两腿屈膝，两臂下摆，两手拍大腿内侧（图 2-39）。

<步骤三> 恢复初始姿势。

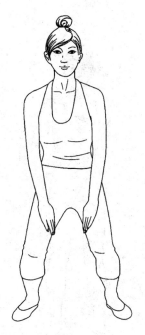

图 2-39

【第三节】本节动作反复交叉做 10 次。

<步骤一>　直立，两手垂于体侧（图 1-1）。

<步骤二>　左脚侧出，右手拍左肩，左手拍后腰（图 2-40）。

<步骤三>　左手拍右肩，右手拍后腰。

<步骤四>　恢复初始姿势。

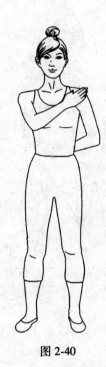

图 2-40

【**第四节**】本节动作反复交叉做 10 次。

<步骤一> 直立，两手垂于体侧（图 1-1）。

<步骤二> 左脚侧出，右手拍丹田，左手拍后腰（图 2-41）。

<步骤三> 左手拍丹田，右手拍后腰。

<步骤四> 恢复初始姿势。

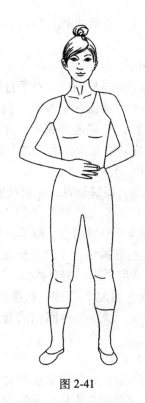

图 2-41

说明：丹田分为上丹田、中丹田和下丹田。上丹田为印堂，在两眉头连线的中点。中丹田为膻中，在两乳头连续中间。下丹田为关元，在神阙穴（肚脐）下 3 寸处。此处所指的丹田为下丹田。

三、骨疏滞延训练操

骨疏滞延训练操可减缓骨质疏松症进程，同时还可减轻腰背疼痛等症状。此训练操一套共四节。

【第一节】 "甩手击腰" 30 次。

<步骤一>　直立位，双脚分开与肩同宽，双手自然垂于体侧。

<步骤二>　先向左，再向右，徐徐转动身躯，利用惯性，带动双上肢随之甩动。身躯左转时，左臂甩至背后，右臂甩至腹前，并轻轻拍动腰腹部；身躯右转时，则双上肢甩动方向与身躯左转时相反，为左臂击腹右臂击腰。

以上步骤计 1 次，共 30 次。重复 2~3 遍。

作用：松骨理筋，活血化瘀，益脾健肾，消炎祛痛。

【第二节】 "前后抖腰" 30 次。

<步骤一>　直立位，双脚分开与肩同宽，双手自然垂于体侧。

<步骤二>　身躯前后呈波浪形抖腰；先向前挺腹伸腰，再收腹屈腰；头颈部及双上肢随之前后自然晃动；双膝微屈，配合抖腰。

以上步骤计 1 次，共 30 次。重复 2~3 遍。抖腰频率可逐渐加快。

作用：松解腰背部肌肉粘连；增加腰椎间隙的开合度；调整腰背肌的平衡力与紧张度。

【第三节】 "左右扭腰" 30 次。

<步骤一>　仰卧位，伸直下肢，并拢膝部及脚尖。

<步骤二>　双上肢外展，双手枕于头后。并拢双下肢并固定于原位，尽可能不离开床面。

<步骤三>　上体发力将腰部扭向左侧（图 3-1），复原；再发力使腰向右扭动，复原。

一左一右扭腰，计 1 次，共 30 次。重复 2~3 遍。

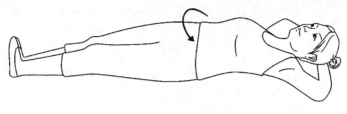

图 3-1

作用：增强脊柱的旋转度与灵活性；加强腰骶关节、骶髂关节的活动性；舒张脊柱及腰骶关节、骶髂关节、髋关节韧带与关节囊的弹性。

【第四节】"摆臂伸腰" 30 次。

<步骤一>　直立位，双脚分开与肩同宽，双膝微屈。双上肢自然垂于体侧。

<步骤二>　双上肢平行由前向后强力举起至极限，并带动腰部后伸，同时抬头看双手。

<步骤三>　复原。

以上步骤计 1 次，共 30 次。重复 2~3 遍。

作用：利用上肢上举后的惯性，增加腰部后伸度，增强腰肌背伸力；纠正骨质疏松症可能导致的"圆背"或"驼背"畸形；对肩周炎也有松解粘连作用。